这样做，宝宝超好带

——解决带孩子最烦心的事

吴海燕◎著

中国妇女出版社

图书在版编目（CIP）数据

这样做，宝宝超好带 / 吴海燕著. —北京：中国妇女出版社，2013.6

ISBN 978-7-5127-0704-7

Ⅰ.①这… Ⅱ.①吴… Ⅲ.①婴幼儿—哺育—基本知识 Ⅳ.①TS976.31

中国版本图书馆CIP数据核字（2013）第104102号

这样做，宝宝超好带

作　　者：吴海燕　著
策划编辑：宋　罡
责任编辑：宋　罡
责任印制：王卫东
出　　版：中国妇女出版社出版发行
地　　址：北京东城区史家胡同甲24号　　邮政编码：100010
电　　话：(010) 65133160（发行部）　　65133161（邮购）
网　　址：www.womenbooks.com.cn
经　　销：各地新华书店
印　　刷：北京鑫海达印刷有限公司
开　　本：170×240　1/16
印　　张：14.5
字　　数：200千字
版　　次：2013年7月第1版
印　　次：2013年7月第1次
书　　号：ISBN 978-7-5127-0704-7
定　　价：32.00元

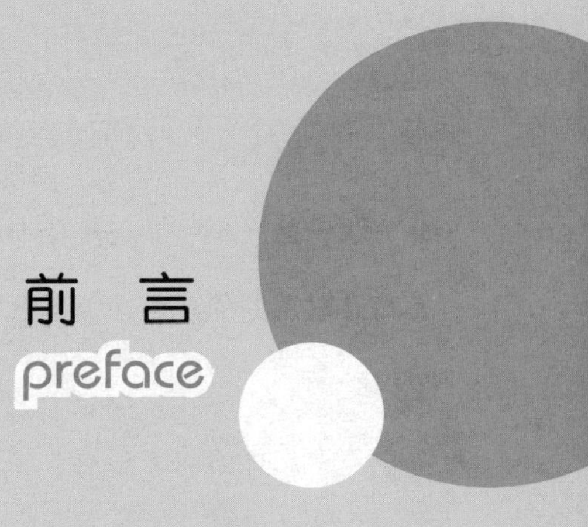

前言
preface

当新的生命伴随着嘹亮的哭声来到这个世界上，哪个父母不为之动容？不为之欣喜？

然而，面对可爱的小宝宝，在欢天喜地的同时，也让许多新手爸妈感到茫然无助。他们不知道该怎样为宝宝准备日常的生活用品，如何喂养宝宝；不知道该怎样给宝宝沐浴、更衣，有的甚至连抱抱自己的宝宝都不会；宝宝一旦生病了就变得更加不知所措。全家人都围着宝宝团团转，忙得不亦乐乎，可仍然没个头绪，不但没给宝宝带去舒适，反而让集万千宠爱于一身的宝宝身心不适，无法健康成长。

可以说，从降生到1周岁的这段时间，是宝宝发育最迅速、变化最大的阶段，同时也是许多新手父母在宝宝养育方面感到最棘手的时期。如何使宝宝健康快乐地成长，是每一对父母绞尽脑汁首先要解决的问题。

本书以宝宝的月龄为主线，详细介绍了0～1岁宝宝每个月的身体变化和能力发展情况，以及喂养、护理方法与可能出现的异常情况，用现代、先进的育儿方法，鼓励新手父母积极参与到人生这个巨大的变化过程中，帮助父母们解答育儿时遇到的各种疑问与困惑，同时为父母们提供了一些切实可行的建议，以供参考。

本书是送给天下所有新手父母的珍贵礼物，相信您只要按照书中讲的方法去养育宝宝，您一定不会再认为抚养孩子是件烦心困难的事，相反，您会觉得原来养育宝宝是那么地轻松与顺畅！它会让您在抚育宝宝的过程中享受到做父母的乐趣。

001 第1个月：“皱巴巴”的睡天使

033 第2个月：胖乎乎的小可爱

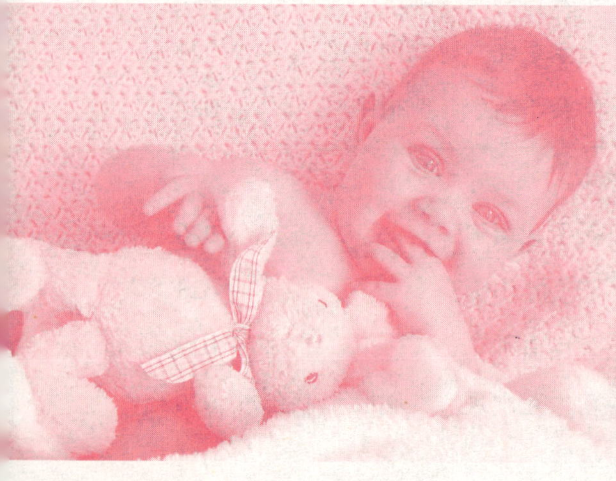

049 第3个月：竖起脑袋的“小英雄”

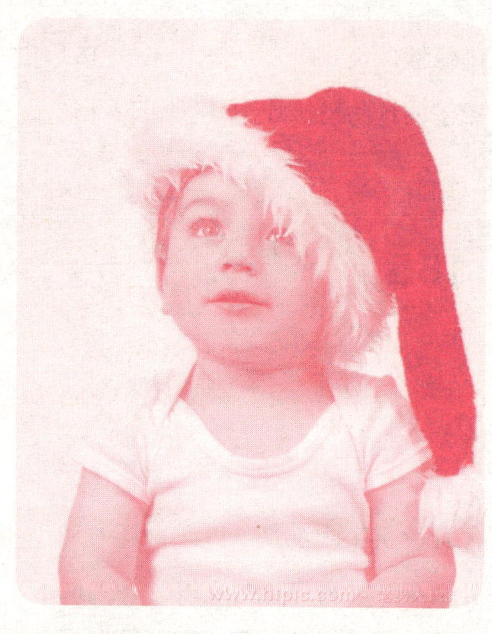

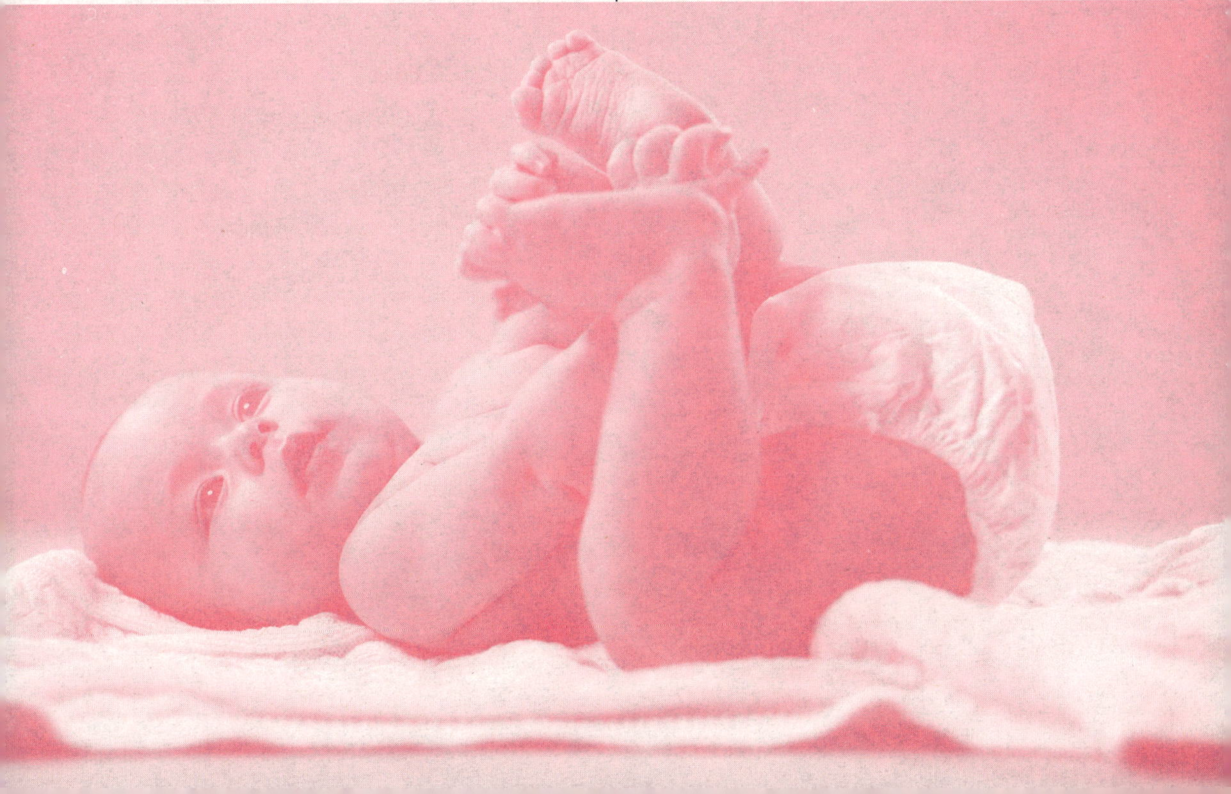

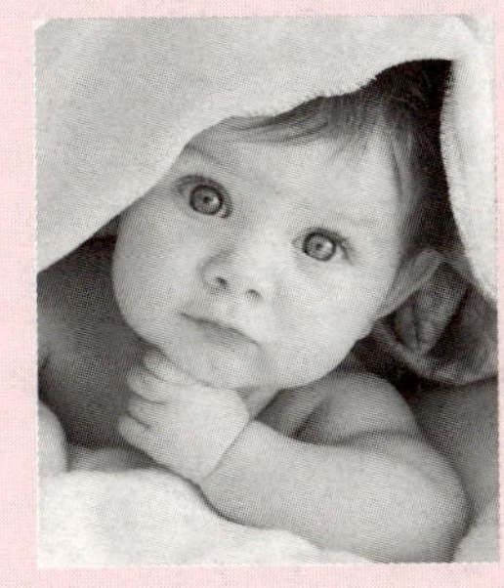

PART 1

第1个月

“皱巴巴”的睡天使

宝宝成长备忘录

身体发育情况

婴儿出生时，体内含有在几天内就将要失去的过多的体液，大多数婴儿在出生后的5天内失去出生时体重的10%，在随后的5天内恢复，因此10天内宝宝可恢复出生时的体重。

在重新恢复出生时的体重后，大多数婴儿发育得非常快，尤其是7～10天和3～6周的爆发生长期。新生儿的平均体重每天增加20克～30克，满月时体重将达到约4千克。在第一个月内，他的身长增加2. 5厘米～4厘米。男孩的体重增加稍多于女孩，同时身长也稍多于女孩。新生儿的平均头围是35厘米，满月时增加到37. 75厘米，男孩稍大于女孩。

出生后的第一个月内，婴儿逐渐从妊娠末期宫内形成的蜷缩体位伸展开来。他开始不时地伸展上下肢和后背，他的腿和脚可持续向内旋转，呈现弓形腿外观，这种情况通常可以在随后的5～6个月自动矫正。

语言

宝宝出生后第一个月除了哭外，开始会发出小声的喉咙音，并对声音有反应。

动作

第一、二周内，宝宝会有些痉挛的样子，下巴会颤抖，手也会抖动，快

满月时逐渐消失，取而代之的是更顺畅的上下肢运动，看起来像在骑自行车。腹部朝下时，他的下肢会做爬行运动，而且像是要撑起来的样子。在第一个月内，宝宝的手大部分时间紧握成拳，手指运动非常有限，但他可以屈伸手臂，将手放到眼睛看得见的范围或口中。

视觉

宝宝出生时对光就有反应，眼球无目的地运动。出生2周后，眼球可追随50厘米左右的灯光运动。他也将学会跟踪运动的物体，并且喜欢黑白或者高对比度的图案，喜欢看人的面孔甚于其他图案。

听力

在第一个月期间，宝宝的听力发育完全成熟，他会密切注意人类的声音，也会对噪声敏感。在这个时期，宝宝不仅听力较好，而且也能记住他听到的一些声音，他会将头转向熟悉的声音和语言。

嗅觉和触觉

第1个月内，他对味道和气味也十分敏感。喜欢甜的味道，避免苦或酸的气味，第一周周末时能够辨认自己母亲的乳汁气味。婴儿对触摸和包裹的方法也十分敏感，喜欢柔软而不是粗糙的感觉，不喜欢被粗鲁地摸抱。在他可以理解你说的话以前，通过你的触摸方式理解你的脾气和感觉。

情绪

宝宝对大人给予的抚慰会有高兴的反应。宝宝会对人脸或人声报以微笑，会对妈妈的微笑行注目礼，可直视对方眼睛。当看到人脸时会安静下来，会依着抱自己的人的身体调整姿势，有时会用手抓、拍手，会寻找、吸吮乳房，能听出父母的声音。但大部分时间脸上没有什么表情。

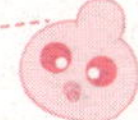

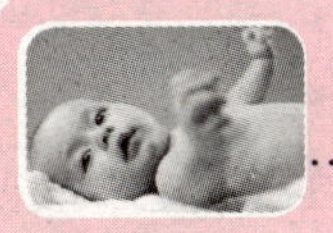

宝宝的营养加油站

BABY

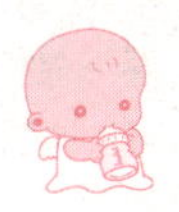

母乳喂养益处多

对于宝宝来说，母乳是重要的食品，是最好的营养来源，尤其是新生儿，更加依赖母乳。母乳喂养有着其他任何喂养方法所无法比拟的优点。

母乳蛋白质中，乳蛋白和酪蛋白的比例，最适合新生儿和早产儿的需要，保证氨基酸完全代谢，不致积累过多新生儿代谢不了的有害物质如苯丙氨酸和酪氨酸。

母乳中，半胱氨酸和氨基牛磺酸的成分都较高，有利于新生儿脑生长，促进智力发育。

母乳中未饱和脂肪酸含量较高，且易吸收，钙磷比例适宜，糖类以乳糖为主，有利于钙质吸收。母乳浓度适宜，配方奶浓度偏高易引起坏死性小肠结肠炎。

母乳能增强新生儿的抗病能力，初乳和过渡乳中含有丰富的分泌型lgA，能增强新生儿呼吸道抵抗力。母乳中溶菌素高，巨噬细胞多，可以直接杀灭新生儿肠道内有害菌。乳糖有助于乳酸杆菌、双歧杆菌生长，乳铁蛋白含量也多，能够有效地抑制大肠杆菌的生长和活性，保护肠黏膜，使黏膜免受细菌侵犯，增强胃肠道的抵抗力。

母乳喂养还能增强母婴感情，使新生儿得到更多的母爱，增加安全感，有利于成年后建立良好的人际关系。

研究表明，吃母乳的新生儿，成年以后患心血管疾病、糖尿病的概率，比未吃母乳者少得多。

母乳喂养可加快妈妈产后康复，减少子宫出血、子宫及卵巢恶性肿瘤的发生概率。

母乳喂养在方法上简洁、方便、及时，奶水温度适宜，减少了细菌污染的可能。

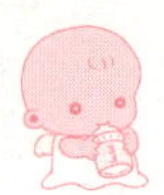

早开奶，好处多

联合国儿童基金会提出的母乳喂养新观点认为：应该早开奶（开奶，就是新生儿出生以后开始的第一次喂奶）。

为什么要早“开奶”呢？因为乳汁分泌是一个神经反射的过程，新生宝宝强有力的吸吮是对乳房最良好的刺激。而且开奶越早、喂奶越勤，乳汁分泌就越多。另外，早开奶对宝宝的生长也有着重要的意义。出生后6个小时开奶的宝宝，其逐月体重增加量明显高于12个小时才开奶的宝宝。

同时，早开奶还有利于较快建立母婴感情，有利于年轻妈妈产后早期活动、恶露排出、子宫复旧和恢复苗条体型。由此可见，早开奶对母婴均有利。

可是由于孕妇生产的情况不一样，所以开奶的时间也会有所不同。顺产者，最佳的开奶时间是生产半小时之后。以后可以每间隔3～4小时喂奶1次，每次15～20分钟。如果宝宝吸吮力过弱，可适当延长喂奶的时间；难产的新生儿及早产儿，可以酌情推迟开奶的时间；剖宫产者，也可以稍微推迟开奶的时间。一般情况下，在将输尿管撤离后，应该在1～2小时开奶。

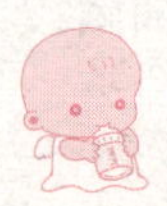

新手妈妈的哺乳小技巧

母乳喂养看上去是一件简单的事，其实则不然，并不是让宝宝把乳头含在

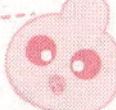

嘴里就可以了。新妈妈们要想喂养出一个健康聪明的宝宝，就需要掌握一些哺乳技巧。

用拇指和食指把乳头举起，微微上倾，挪向宝宝的口。

拿乳头摩擦宝宝的嘴角处，刺激宝宝的寻乳反应，尽量让宝宝自动含住乳头。或者把乳汁滴在宝宝的嘴唇上，鼓励宝宝张嘴。

为避免乳头受伤，喂奶时应让宝宝含住整个乳晕，而不是仅仅含住乳头。如果乳头有受伤、破皮、皲裂或流血的现象，可以把乳汁挤出来或者用吸奶器吸出来，也可以戴上乳头保护器来喂养宝宝。

用手指轻按乳房，不要让乳房压住宝宝的鼻子。

要确定宝宝是在吸奶。如果宝宝吃得好，两颌会张得很大，嘴会有力而有节奏地活动，整个嘴会被乳房占满，能看到他的吞咽动作，听到他“咕噜”“咕噜”的咽奶声。

哺乳时注意不要呛着宝宝。在喂奶的时候，尽量不要等到宝宝特别饿的时候再喂，这样能避免宝宝吃奶太急导致被呛到的情况发生。如果奶水充足的话，可以在喂奶时，用食指和中指夹住乳头，俗称“剪刀手”的形状，让奶水出来慢一点，这样可以不让奶水流量过大。或者在奶水过多的时候停一停喂奶，用两只手按住乳头，轻轻揉一揉，让它回一下再喂宝宝。

双侧乳房交替哺乳，每次先吸空一侧，再吸另一侧，下次则先吸上次未排空的一侧，以保证乳腺排空，这样有利于刺激妈妈乳汁分泌。

每次喂奶要让宝宝一次吃饱，如果宝宝吃一会儿就睡了，可以揉揉宝宝的耳朵，挠挠宝宝的脚心，逗醒宝宝，或把乳头撤出再放进嘴里。当婴儿吃饱了，他会停止吸吮并自己松开乳头。有时婴儿没松开乳头时就睡着了，要避免养成新生宝宝含乳头睡觉的习惯。宝宝如果真的吃饱了，再怎么逗他也不会再吸吮，这时应把乳头轻轻从宝宝的口中撤出。没有必要在规定时间内停止哺乳或者让婴儿离开乳房。有些婴儿吃得慢，有些婴儿吃得快，可以让婴儿自己决定何时停止哺乳。

如果宝宝停止吸奶，仍不肯松开乳房，妈妈可将小指沿着乳房放入宝宝的口中，再把乳头抽出。

喂完奶后将宝宝竖着抱起，头靠在妈妈的肩上，轻拍他的背部5分钟。

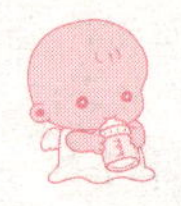

采取舒适的喂奶姿势

妈妈的哺乳姿势会影响哺乳的质量。如果姿势正确，乳汁则会很顺利地被吸入到宝宝的口中，而且宝宝也不会拉扯乳头或给妈妈带来其他的不适感。妈妈们想要哺乳得好就要掌握正确的哺乳姿势。但哺乳姿势也有很多种，新妈妈只有选择最适合自己的才是最适合宝宝的。

1. 坐姿

妈妈用手托住宝宝的背部及头部，让宝宝的脸贴着乳房，不要抱得太低或太紧，以免宝宝吸不到奶水或呼吸困难。妈妈背部最好都有枕头靠着，这样才不至于腰酸背痛。

2. 躺姿

妈妈侧躺在床上，宝宝也侧躺，让宝宝的正面对着乳房。可在妈妈的背部垫个比较舒服的枕头。此种姿势适合剖宫产的妈妈喂养宝宝，那样妈妈可以一边喂奶一边休息。

3. 抱姿

将宝宝挟在妈妈的腋下，用枕头将宝宝整个架高，让宝宝面向着妈妈吃奶。这种姿势一般较少采取。这种姿势也适合剖宫生产的妈妈。

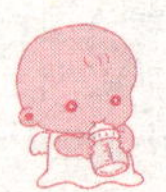

夜间喂奶的注意事项

新生宝宝没有形成一定的生活规律，因此在夜间也需要母亲喂奶，这样会

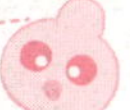

影响妈妈的正常休息。而夜晚是睡觉的时间，妈妈在半梦半醒之间给宝宝喂奶很容易发生意外，所以妈妈在夜间喂奶时一定要注意以下几点事项。

1. 不要让宝宝整夜含着奶头

宝宝半夜醒了，吵得家里不得安宁，妈妈的第一个反应就是把奶头送进宝宝嘴里。或者为了一夜太平，妈妈干脆让宝宝整夜都含着奶头，只要饿了，自然会吸，以为这样就"一劳永逸"了。然而这种自以为聪明的做法，却犯了大错。

含着奶头睡觉，一方面会养成宝宝不良的吃奶习惯，不仅不利于其对营养的消化吸收，还会影响睡眠。另一方面可能在妈妈熟睡翻身的时候，乳房盖住宝宝的鼻子，导致宝宝呼吸困难甚至窒息。再者，宝宝整夜含着乳头还容易使乳头皲裂。

2. 保持坐姿喂奶

为了培养宝宝良好的吃奶习惯，避免发生意外，在夜间给宝宝喂奶时，最好也应像白天那样坐起来抱着宝宝喂奶。

3. 夜间喂奶谨防宝宝着凉

夜间给宝宝喂奶，很容易感冒，很多妈妈都担心这个问题。所以，在给宝宝喂奶前，要把窗户关好，并用条较厚的毛毯把宝宝裹好。喂奶时注意要把宝宝的四肢裹严。

4. 夜间按需喂养宝宝

很多妈妈有按时喂养宝宝的习惯，严格要求自己，其实这样大可不必，尤其是夜间。如果到了喂奶的时间，宝宝仍熟睡未醒，可以延长喂奶的时间间隔。待宝宝醒来时，判断其确实饿了，再喂奶。这样可以保证宝宝的睡眠。

5. 延长喂奶间隔时间

如果宝宝在夜间熟睡不醒，就要尽量少惊动他，把喂奶的间隔时间延长一下。一般说来，新生儿一夜喂两次奶就可以了。

晚上哺乳是件很辛苦的事，刚经历生产艰辛的妈妈会觉得精疲力竭，所以要想办法使晚上喂宝宝的时间间隔比白天延长一些。在晚上喂宝宝时，每次让宝宝吃饱些可以延长间隔时间。开始宝宝会按照惯性醒来要吃，只要妈妈注意一步步延长间隔时间，晚上母乳喂养次数就可以逐渐减少。

6. 吃饱后不要马上睡觉

许多妈妈在夜间给新生儿喂奶后立即让其躺下，不注意新生儿睡觉的姿势，致使其出现溢奶现象，甚至发生窒息，所以睡觉的姿势对于新生儿来说很重要。给新生儿哺乳后，应先将宝宝抱起趴在母亲肩部，轻轻拍打宝宝背部，促使吃奶时吸进胃里的空气排出来。然后再慢慢地让他睡下，睡的姿势以右侧卧位为好。因为右侧卧位时，胃的贲门口位置较高，幽门口的位置在下方，乳汁较容易通过胃的幽门后进入小肠。持续右侧卧位约半小时，这样可以防止溢奶，还需注意不要晃动。

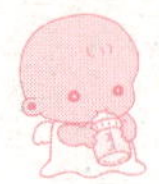

母乳不足怎么办

如果妈妈乳房胀满，表面静脉显露，用手挤时容易将乳汁挤出，表示奶量充足。如果妈妈乳房瘪软，挤不出奶汁，宝宝吸奶时要花很大力气，或吃空奶后仍含着奶头不放，都表示母乳不足。那么，当母乳不足时怎么办呢？

1. 寻找引起母乳不足的因素

比如哺乳期间妈妈是否生病，妈妈的乳头是否有异常。在哺乳期间，避免或尽可能减少给哺乳的妈妈使用止痛和镇静药，也不宜服用雌激素、孕激素类避孕药，以防抑制乳汁分泌。初产妇剖腹难产分娩，体质虚弱，或出血过多造成气血亏虚，会引起经脉不畅，乳络阻滞，泌乳迟缓或无泌乳。同时，麻醉剂和抗生素类药物会抑制脑垂体催乳激素分泌乳汁。对于这些产妇，应同时配合饮食、中西药物或针灸治疗催乳。

2. 纠正母乳喂养中的不合理现象

最常见的母乳不足原因是婴儿的吸吮时间不够，因此，妈妈应该保证足够的时间来喂养自己的婴儿，特别是新生儿，每天的哺乳时间可能长达8个小时。

母乳是婴儿的最佳食品和饮料，完全能满足新生婴儿生长发育所需的全部营养，不必添加配方奶、果汁、水。人类生长发育需要的营养有六大类，即蛋白质、脂肪、碳水化合物、维生素、矿物质和水。前3种营养能产生热量，称为产能营养素；后3种不能产生热量，叫作非产能营养素。母乳内含有4～6个月内婴儿所需要的全部营养物质，它不但含有婴儿所需的蛋白质、脂肪、乳糖，而且还含有足量的维生素、水分和铁、钙、磷、微量元素等物质。母乳中的主要成分是水，这些水分对婴儿来讲已经足够了。所以，母乳喂养的婴儿不需要喂温开水。

3. 注意饮食、休息和培养对哺乳的信心

乳汁分泌与中枢神经关系密切，过度紧张、忧虑、愤怒、惊恐等不良精神状态可引起乳汁分泌减少。产妇要保持精神愉快，对母乳喂养抱有信心，尤其要注意劳逸结合，保证足够的睡眠和休息，最好采取与婴儿同步休息法，减少干扰。听轻松的音乐，看健康有趣的书画，有利于调节心理，保持心情舒畅。家庭其他成员应照顾好乳母，精神上多加安慰鼓励，并主动分担家务，防止其疲劳。

4. 及时、适量、科学地补养

妈妈的乳汁归根结底来源于吃下去的食物，乳母讲究食谱的科学性。大量资料证明，肉类、蛋类及豆制品类食物具有丰富的营养成分，不仅可补充分娩时消耗的大量能量，而且为制造乳汁提供了大量优质原材料如优质蛋白、不饱和脂肪酸、微量元素等。因此，乳母哺乳期间不可偏食。但是，产妇要避免分娩后马上开始进食猪蹄汤、鲫鱼汤等高蛋白高脂肪饮食，这样会使初乳过分浓稠，引起排乳不畅。分娩后的第一周内食物宜清淡，应以低蛋白、低脂肪的流质为主。此后可适当增加营养，根据个人口味、平时习惯，适当多吃一些促进乳汁分泌的食物，如鲫鱼、鲢鱼、猪蹄、鸡及其汤汁，还可适当多吃些黄豆、丝瓜、黄花菜、核桃仁、芝麻之类的食物。但是，乳母不宜大量吃味精，味精进入宝宝体内会导致宝宝锌元素缺乏，妨碍体格与智能发育。在整个哺乳过程中还应始终避免食用含雌激素的食品。初产妇体内的过量雌性激素会抑制催乳激素而导致泌乳量的减少。因此，民间流行的产妇进补老母鸡汤实际上是错误的。有经验的老中医会建议初产妇食用会啼叫的公鸡来帮助催乳，泌乳量过多时则可适量食用雌性动物。

5. 注意喂养技巧

哺乳前应用温开水清洗乳头，切忌使用肥皂、酒精、洗涤剂等，以免除去保护乳头和乳晕皮肤的天然薄膜，造成乳头皲裂，影响哺乳。对扁平内陷乳头，在吸吮前做好乳房护理，采用乳头伸展法、负压吸引法等拉开并离断与内陷乳头“绑”在一起的纤维，使乳头向外突出后尽快让婴儿含接。哺乳结束后，可挤出少量乳汁，均匀地涂抹在乳头上，以保护乳头表皮。乳母应穿柔软的棉质衣衫，不宜穿化纤材料或质地粗糙的布料上衣，以防对乳头产生不良刺激。同时应防止乳房挤压、损伤，以免影响泌乳质量。如果乳汁分泌不足或乳房胀痛不适，可轻轻按摩，以促进乳房血液循环和乳汁分泌。

如果乳母因某种原因想中止哺乳，应先将手指放进婴儿口中，使其停止吸吮，然后拔出乳头。每次喂奶都应给婴儿足够的时间吸吮，大致为每侧10分钟，这样才能让婴儿吃到乳房后半部储存的后奶。后奶脂肪含量多，热能是前奶的2倍。如果母婴一方因患病或其他原因不能哺乳时，一定要将乳房内的乳汁挤出、排空。每天排空的次数为6～8次或更多些。只有将乳房内的乳汁排空，日后才能继续正常地分泌乳汁。

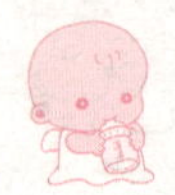

人工喂养的注意事项

妈妈完全没有乳汁，或是妈妈患有疾病，或是有其他迫不得已的原因，不能给宝宝吃母乳，而用配方奶来喂养宝宝，这种喂养方式称为人工喂养。

在对宝宝进行人工喂养时，需要注意以下几点：

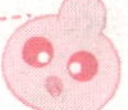

1. 喂奶的量和时间

宝宝吃奶的量和时间不必过于拘泥，一般在奶粉包装上会有相应说明。有的宝宝每次吃奶量多，可能每天吃奶的次数就会少一些；有的宝宝每次吃奶量少，那么每天吃奶的次数就多一些。只要宝宝体重正常增长，大便正常，情绪良好，父母就不必为宝宝担心。

2. 奶粉的浓度

奶粉和水的比例按容量1：4或按重量1：7稀释即可食用，也可以按照奶粉包装上的说明方法调制。需要注意的是奶粉的浓度不能过浓，也不能过稀。过浓会使宝宝消化不良，大便中会带有奶瓣；过稀则会使宝宝营养不良。

3. 冲调奶粉的水温

水温一般以40℃～55℃为宜，喂奶前应当先试温，试温方法为倒几滴奶于手腕内侧即可，因为手腕部感觉较为敏感。如果感到滴下的配方奶温度不热，说明配方奶的温度和手腕皮肤温度相似，大约为37℃，那就可以给宝宝吃了。切忌由成人直接吸奶嘴尝试，这样会导致成人口腔内的细菌污染到奶嘴。

4. 适量补充水

由于母乳中水分充足，所以吃母乳的宝宝在6个月以前一般不必单独喂水，而人工喂养的宝宝则必须在两顿奶之间补喂适量的水，这样做一方面可以促进宝宝对高脂蛋白的消化吸收，另一方面还可保持宝宝大便的通畅，防止消化功能紊乱。吃奶粉的宝宝出现便秘的情况比较多，老人会说这是吃配方奶的宝宝"火"大，得多喂水，这是有道理的。另外，有时宝宝的啼哭不是因为饿，而是因为渴，尤其是在炎热的夏天。

5. 姿势要正确

喂奶时要让奶头中灌满奶液，这样可以避免宝宝在吸奶时吸入空气。如果妈妈喂奶时的持瓶姿势不正确，奶头中一半是配方奶、一半是空气，那宝宝就会在吸奶时连同空气一起吸入，会引起胃部膨胀，这样易导致宝宝溢奶。喂完奶后需将宝宝抱起，轻拍背部让宝宝打嗝，使空气排出，避免回奶。

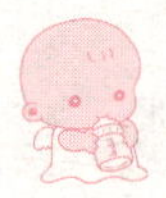

正确应对新生儿漾奶的方法

新生儿常常会漾奶，他会将吃下去的乳汁吐出一两口，这是十分正常的现象。这种现象，通常在新生儿出生几个星期后开始，叫作“返流”。是由于新生儿胃部上端的血管比较细小造成的，有时漾奶现象会随着年龄的增长而逐渐加重，并给家长带来很多不便。如果喂奶的时候多注意也可以改善漾奶现象。

让新生儿在吃奶时和吃奶后至少保持一段时间的直立姿势，以半小时为宜，或者在他吃完奶之后，把他放进垂直的婴儿座椅内也可以。给新生儿喂奶要以少量多次为原则，并且要经常帮助他打嗝儿。避免在新生儿腹部施加压力，不要让尿片过紧。只要新生儿的身体在不断地发育，体重在不断地增加，这种漾奶的现象并不需要担心。但如果发现新生儿吐出的东西中有血迹，或者因漾奶造成新生儿被卡住或咳嗽，则应该及时和医生取得联系。

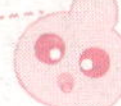

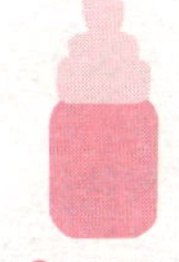

BABY ▶▶▶

日常护理小常识

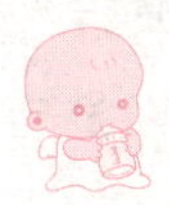

不要把新生儿包裹成"蜡烛包"

老一辈带宝宝时，喜欢把宝宝包裹成"蜡烛包"，这是一种弊多利少的包裹方法，它对宝宝的影响可体现在以下几个方面：

1. 导致宝宝骨骼畸形。老一辈的人会告诉新手爸妈，如果不把宝宝的腿压直包裹起来，宝宝以后会变成"O"形腿。实际上，这是没有科学根据的。宝宝变成"O"形腿，是因为缺钙引起的。如果强行将宝宝的腿扳直包裹，反而容易使宝宝髋关节脱位，如果发现不及时，则会导致宝宝骨骼畸形。

2. 限制胸部活动，影响宝宝呼吸。如果包裹得太紧，会直接影响到宝宝的呼吸，同时还会影响宝宝肺部和胸部的发育，使得肺部抵抗力下降，从而导致肺部遭受感染的概率增加。

3. 压迫腹部、影响食欲。宝宝腹部受到挤压，导致胃和肠蠕动受到影响而减缓，从而使得宝宝食欲下降，也会增加宝宝患便秘的概率。

4. 影响宝宝智力发育。宝宝踢腿、挥手的动作可直接反馈给大脑，大脑则会感受到这种"动态"，并促进其发育进程。所以让宝宝多动动手脚，无疑是对宝宝最早、最便宜的智力投资。

因此，建议新手爸妈们，最好给宝宝使用宝宝睡袋，让宝宝穿上小上衣，然后把他放在睡袋里，既不用担心弄散包被，导致着凉感冒，还有利于宝宝活动方便。

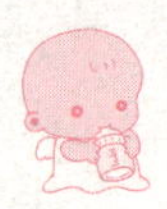

新生小宝宝能用枕头吗

很多人都喜欢给刚刚出生的婴儿枕一个小枕头，可是这个举动却是一个爱的错误，因为小枕头不仅不能使宝宝舒服，还可能导致意外！

并且，对于新生儿来说，枕枕头还不利于其身体的正常发育，这是因为：

1. 新生儿的脊柱基本上是直的，还没有形成生理弯曲，这样平躺着睡觉时，其背和后脑勺在同一平面上，背部的肌肉松弛、舒适，不会造成肌肉紧绷状态而导致落枕。

2. 新生儿的头大，几乎与肩宽相等，平睡、侧睡时头和身体也在同一平面，比较自然，所以不需要枕头。

3. 新生儿的颈部很短，如果头部被垫高了，反而会很不舒服，并且容易形成头颈弯曲，影响新生儿的呼吸和吞咽，甚至导致意外。

因此，新出生的小宝宝是不需要枕枕头的。但是如果个别新生儿有溢奶或吐奶的现象时，可以将上半身适当略垫高一些，或者把洗脸的手巾折叠成2～3层约1厘米～3厘米高后当作枕头用，以防吐奶。

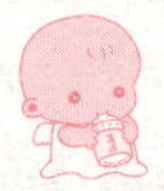

新生宝宝最初的睡眠状况

经过了怀胎十月，小宝宝现在终于降生了，可是他能做的好像只有睡觉。可是，您要知道，他这样做很自然。新生儿有充足的睡眠，才能够保证各组织器官的发育和成熟。如果新生儿没有充足的睡眠，对脑组织的成熟及各器官的生长发育则是不利的。

新生儿期是人一生中睡眠时间最多的时期，出生以后他会醒来几个小时，随后就会睡上一觉儿，每天要睡18～20个小时，约占一天的70%。这种情况非常正常，属于典型的新生宝宝反应。

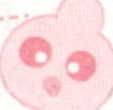

从这以后，宝宝的大部分时间都花在睡觉和吃奶上，没有什么规律。每天，宝宝只能保持非常短暂的完全清醒状态，他还不够成熟，无法从长时间的警觉状态中获益，而睡眠（特别是活跃睡眠）则能帮助宝宝发育成熟。

一天天过去，宝宝清醒的时间也慢慢变长了。宝宝满月的时候，白天清醒的时间加在一起可能达到2～3个小时，并且每次清醒的时间也比较长。所以，宝宝从这时开始能长时间地睡上一觉了，一次能睡3～4个小时，而不是一次只睡1～2个小时。但是这也并不是一成不变的。

有的家长或许会问：新生儿睡眠的时间长，如果他生病了，怎么能知道呢？这就需要仔细观察新生儿的生活规律，然后按照平时的规律，看看宝宝饿了吃奶时是否醒来，醒来时精神如何，如果新生儿能吃能睡就没有关系，否则该醒不醒，吃奶又不好，那就要考虑是生病了，需要进行认真检查。

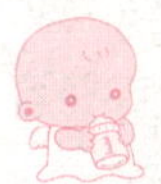

新生宝宝各种睡姿的利弊

对于新生儿来说，"睡姿"非常重要，因为它不但关系到新生宝宝是否能睡出一个漂亮的头型，还关系到宝宝的睡眠安全。因此，宝宝睡姿成了各位新手妈咪都十分关心的话题。

⊙ 仰卧

1. 优点

宝宝仰睡时，爸爸妈妈可以直接清晰地观察到他的表情变化，及时了解孩子的需要，并作出相应的反应。同时，也方便爸爸妈妈逗弄宝宝，增进亲子间的交流。宝宝仰睡还有利于爸妈直接观察他的口鼻中是否有过多分泌物，有没有呕吐等，使护理更及时更细致。

仰睡时，宝宝四肢活动灵活不受限制，睡觉会比较放松、自在，可以自由地挥舞手脚而不受约束。

仰睡时，宝宝全身的肌肉都能得到放松，还能减少其内脏器官受到的压力，也不容易被外物遮掩口鼻而导致窒息，安全性较高。

2. 缺点

因为仰卧总是朝着一个方向睡，就会形成扁头，影响头型美观。在新生儿期，宝宝的头颅还没有定型，所以特别要注意睡姿对头型的影响。

仰卧时，宝宝容易发生呕吐，由胃反流到食道的食物吐出后，会聚积在宝宝的咽喉处，不易由口排出，较易呛入气管及肺内，发生危险。所以宝宝仰卧时，必须有人看护，一旦吐奶，应立即将宝宝抱起，以免呕吐物流入气管中。

婴儿由子宫初到人世，往往需要一段时间来适应这个宽阔的空间。因此，仰卧容易使宝宝缺乏安全感，不易熟睡。

⊙ 俯卧

1. 优点

胎儿在妈妈子宫里的时候，是腹面部朝内、背部朝外的蜷曲姿势，所以，俯卧睡姿容易让宝宝获得安全感。这种姿势是最自然的自我保护姿势，宝宝容易睡得熟，不易惊醒，从而减少哭闹，提高睡眠质量，有利于宝宝神经系统的发育。

宝宝在俯卧时经常会有抬头挺胸的动作，带动了颈部、胸部、背部及四肢的运动，有利于今后各种动作的发展。

俯卧时面部朝下，后脑勺朝上，不会导致头部变形，容易塑造完美头型。

趴睡时，即使宝宝吐奶，胃容物也会顺着嘴角流出，不必担心宝宝会将呕吐物吸入气管而导致窒息。

趴着时宝宝的胸部压迫床，床会给其一个反作用的压力正好按摩他的胸廓，尤其是对未满月的新生儿来说，很利于胸廓和肺的生长发育，能提高宝宝的肺活量，促进呼吸系统的发育成熟。

2. 缺点

宝宝俯卧时，面部朝下，不利于爸爸妈妈或养护者观察他的面部表情和身体状况，不能第一时间了解宝宝的需要。

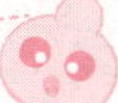

俯卧时压迫宝宝的手脚，造成宝宝四肢活动不方便。

趴睡时胸腹部紧贴床铺，不利于散热，容易引起体温升高，或者由于汗液积于胸腹而产生湿疹。

因为宝宝的头较重，而颈部力量不足，在不会自如地转头或翻身时，口鼻易被枕头、毛巾等堵住，就会造成窒息，甚至危及生命。所以，尽管俯卧有诸多优点，国内还是不太提倡让宝宝俯卧睡。

⊙ 侧卧

1. 优点

侧卧的姿势能使全身肌肉放松，从而得到充分休息，提高宝宝的睡眠时间和质量。

让宝宝右侧卧，有利于胃内的食物顺利进入肠道，即使发生溢奶，口腔内的呕吐物也会由嘴角流出，而不至于流入咽喉引起窒息。

右侧卧位可以避免心脏受压。

侧卧可以减少宝宝睡觉打鼾，打鼾多由咽喉部分泌物及软组织相互振动而产生的。侧卧可以改变咽喉软组织的位置，减少分泌物的滞留，使宝宝的呼吸更顺畅，也就不会打鼾了。

2. 缺点

维持侧卧的姿态比较累，因为宝宝的身体是滚圆的，四肢又比较短，维持侧卧姿势并不容易，需要在宝宝的后背放一个枕头，帮助撑住他们的背部，来维持侧睡的姿势。

由于新生儿的头颅骨骨缝没有完全闭合，若长期侧睡，容易发生脸部两侧发育不对称以及歪扁头。所以在采取侧卧时，应当及时采取左侧卧和右侧卧交替的方法。

如果侧卧时不注意将宝宝的耳轮压向前方，时间久了就会使耳轮变形，或形成"招风耳"，影响美观。因此，每次侧卧时，爸妈要注意将宝宝的耳轮压向后。

只有宝宝的睡姿适当了，才能减少意外伤害，提高睡眠质量，还能帮助他塑造完美的头型和脸型。

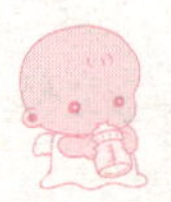

新生儿乳痂的症状和护理方法

新生儿乳痂是一种好发于0～4个月的宝宝皮肤病，这是一种很厚的、不断生长的、覆盖头皮的痂，有时甚至蔓延到脸上、耳后和脖子上。这种现象在宝宝中非常普遍，会存在一段时间。乳痂摸起来有些油腻，但大部分会自然痊愈，属于暂时性的现象。症状轻微时不一定要处理，但是痂较厚时就需要看医生了。

妈妈可以从基本的卫生保健开始，只要用棉球蘸上宝宝油或经沸腾后放凉了的食用油，涂在有痂块的部位，数小时之后再用梳子轻轻剥落，并用肥皂水等清洁干净即可，但不可强行清除，否则很可能因抓破头皮导致感染。

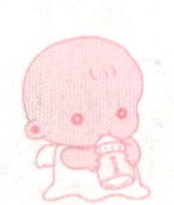

谨防新生儿脐带感染

爸爸妈妈在给新生儿洗澡时千万不要弄湿脐带，以防感染。在脐带未脱落前可以给新生儿用75%的酒精擦拭根部；当脐带脱落后发现有渗出液时，除了要进行局部消毒，一定要保持干燥，不要包扎或覆盖脐部，如果伴有体温高，需要及时咨询医生。有时脐部会有小的增生的肉芽组织，可以到医院进行处理。一般情况下，脐带在1～7天即可脱落。

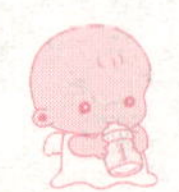

让宝宝开始“亲水之旅”

许多年轻爸爸妈妈在给宝宝洗澡时，常弄得自己手忙脚乱。宝宝全身软绵绵的，手脚重一点儿怕弄伤了宝宝，手脚太轻又怕洗不干净，每次洗澡就像打仗一样紧张。其实，只要掌握一定的技巧和方法，就可以将沐浴时间变成母子亲密接触的幸福时刻。

那么，新手爸妈应该怎样给新生宝宝洗澡呢？

宝宝出生后2小时，如果体温正常便可洗澡，但洗澡时要注意以下几点：

1. 准备好澡盆、毛巾与宝宝换洗的衣物，将尿布、浴巾等放在顺手可取的固定地方。

2. 洗澡时室内温度在27℃左右即可，水温在38℃～40℃，可以用肘部试一下水温，只要略高于人体温度即可。

3. 先洗面部。用左手掌心托住宝宝的头，用拇指和中指分别将宝宝的两侧耳廓折向上方堵住外耳道口，防止洗澡水流入宝宝的耳内，引起耳内感染。然后用柔软的浴巾轻轻擦洗新生儿的面部、眼角及鼻子等部位。

4. 用少许清水清洗头部，按摩头皮，冲净，然后用小毛巾擦干。

5. 头面部洗好后，若新生儿脐带未脱落，仍将新生儿托于手中，用柔软的毛巾擦洗身体，但不要让脐带沾水，以防感染。如脐带已脱落，可将宝宝放在浴盆中，在盆底垫一块柔软的浴巾或海绵，用手掌支起宝宝的颈部，手指托住他的头后部，让头高出水面，然后再由上而下轻轻擦洗身体前面的每个部位（在洗澡的过程中，应始终注意用手掌托住宝宝的头部，防止发生颈椎意外）。

6. 如果宝宝皮肤皱褶处有胎脂，应细心地轻擦。如果不易去除，可涂一些植物油后再轻轻擦去。

7. 前面洗好后，翻转宝宝的身体，让宝宝的面部朝下，手指分开托在双侧腋下，清洗背部及肛门周围。

8. 最后清洗四肢，包括腹股沟及腋窝。所有部位都洗好后，立即将宝宝包在干爽的毛巾中，轻轻地拍拍宝宝的身体，把身上的水吸干，然后再把眼角、鼻、耳廓等处擦干。

9. 初生宝宝洗澡时间不宜过长，一般3～5分钟，时间过长易使宝宝疲倦，也易着凉。

10. 洗澡的时间最好在喂奶前。喂奶后洗澡不仅影响宝宝消化，也有可能造成宝宝呕吐。通常上午10：00至下午3：00之间为一天中最温暖的时间，在这段时间之内最适合给宝宝洗澡。

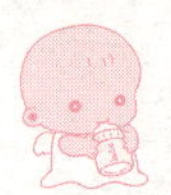

及时更换尿布，屁屁干爽又舒适

为宝宝更换尿布是一个令大多数父母头痛的问题。我们经常发现，在为宝宝更换尿布的时候，宝宝会烦躁不安甚至是哭闹不止。如何使这个过程变得轻松愉快是所有父母共同探询和期盼的。通常，老一辈人会将他们的经验传授给我们一些，诸如：可在更换尿布的时候，通过扮鬼脸、轻柔的语言或是悬挂于床边的玩具挂件来转移宝宝的注意力或视线。让宝宝听他喜欢的音乐，使他乐于享受换尿布的过程。简单地说就是建立一个反射弧，让宝宝在换尿布的时候可以保持安静，并乐于配合妈妈的这一动作。除了以上的常用方法外，下面从专业规范的角度介绍一下换尿布的步骤，使年轻的爸爸妈妈掌握较好的更换尿布的方法。

1. 固定的更换平面。将宝宝平放于地板、床或小桌上，使其感觉舒适安全。需要注意的是要时刻用手保护宝宝的身体以免摔伤。如果你选择桌面，请最好保证桌面的高度和你腰的高度一致。

2. 宝宝的安全保护。请你确保在换尿布的全过程中你的手始终托扶着宝宝，以防宝宝在换尿布的过程中从床或桌面上滚落造成不必要的伤害。

3. 与宝宝亲密接触。把帮宝宝换尿布的过程变成你和宝宝亲密接触的时间，通过抚触、亲吻、交谈会使你和宝宝都倍感亲切与愉悦。

4. 充分准备。在换尿布前将干净的尿布、护肤柔湿巾、护臀膏等准备好，以备更换尿布时使用。

5. 如果只是尿湿了的话，最好不要洗，用湿纸巾或温热的湿布轻轻地擦一

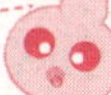

下，就可以换上新的尿布了。

6. 如果宝宝大便了，用湿纸巾或温热的湿布擦拭宝宝的臀部后并用手轻拍，让宝宝的皮肤快一点儿干。擦宝宝臀部时，要记住一定要从前往后擦，这样就可以避免细菌进入宝宝的尿道了。如果宝宝的大便只用清水洗不干净，这个时候再使用肥皂。应给宝宝使用中性肥皂，因为其他类型的肥皂会除掉宝宝皮肤上重要的自然油脂层。

7. 洗好后，给宝宝涂抹护臀膏，再为他换上新的尿布。不要使用宝宝爽身粉，因为爽身粉无助于预防或治疗尿布疹，而且当宝宝吸入这些细小的粉末时是十分有害的。

8. 包尿布不要超过脐部，尤其是男宝宝。因为男宝宝小便时常往上射，如果尿布裹着脐部，容易造成尿液浸渍肚脐而引起脐炎，严重者甚至可引发败血症。为了避免男宝宝尿尿时向上射，包尿布时可将其阴茎的尿道口朝下放。

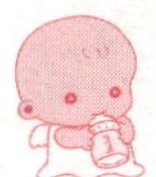

清洗尿布很重要

除了给宝宝换尿布要及时外，如何清洗尿布也是十分重要的。现在许多年轻的爸爸、妈妈选择给新生婴儿用纸尿裤，它清洁卫生的同时也省去了清洗工序。但是新生儿的皮肤十分娇嫩，许多新生儿不适应纸尿裤，屁股容易起尿布疹，因而传统的布尿布一时无法完全淘汰，一些父母会选择混合使用的方式。传统尿布往往需要重复使用，清洗时一定要彻底、晾晒干透再用。那么怎样清洗宝宝的尿布呢？

首先，每次换下来的尿布应存放在固定的盆或桶中，不要随地乱扔。只有尿液的尿布可以先用清水漂洗干净后，再用开水烫一下；如果尿布上有粪便，先用专用刷子将它去除，然后放进清水中，用中性的肥皂进行清洗，再用清水多冲洗几遍。为了保持尿布的清洁柔软，所有的尿布洗净后，都应用开水浸烫消毒。

尿布晾干时，最好能在日光照射下好好地晒一晒，达到除菌的目的。但天气不好时可在室内晾干，或用熨斗烫干，既可以达到消毒的目的，又可以去掉湿气，宝宝使用后会感到舒服。

洗干净的尿布要叠放整齐，按种类放在一起，随时备用。也要注意防尘和防潮。

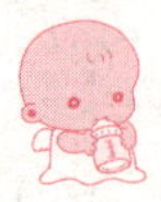

学会正确抱宝宝

当护士将刚出世的小宝宝第一次送到你怀里，年轻的妈妈喜悦满怀却又忐忑不安，看着这一个软软的“小肉团”，实在无从下手，“抱”着宝宝，是不是有点别扭呢？事实上如何抱宝宝大有学问，下面儿童专家告诉新手妈妈该如何正确抱宝宝。

抱新生儿正确的姿势有两种：手托法和腕抱法。

手托法：用左手托住宝宝的背、脖子、头，右手托住他的小屁股和腰。这一方法比较多用于把宝宝从床上抱起和放下。

腕抱法：是指将宝宝的头放在左臂弯里，肘部护着宝宝的头，左腕和左手护背和腰部，右小臂从宝宝身上伸过护着宝宝的腿部，右手托着宝宝的屁股和腰部。这一方法比较常用。

掌握了抱宝宝的正确姿势后，还应注意以下几个问题：

1. 多与宝宝交流

父母抱着宝宝活动时，要同宝宝说话、唱歌，用眼睛温柔地注视宝宝，轻轻地抚摸，与宝宝有身体的接触。这种感情交流，可以使宝宝的视野更开阔。周围环境的刺激对孩子的大脑发育、精神发育以及身体生长都有着极大的好处。这种贴身抚抱是亲子交往建立感情的第一步，对宝宝身心发育十分重要。从新生儿起就应一日多次抱起宝宝，逗引他，引他注视和与他讲话。

一般，抱宝宝都应在宝宝睁眼睡醒时，宝宝熟睡时尽量让他睡在小床上。

新生儿一天的睡眠时间约20～22小时，不要因为要抱宝宝而影响了宝宝的睡眠。但是如果让宝宝一直躺在床上，父母虽说省心了，但与宝宝的交流少了，则会失去早期亲子交流的最佳时机。

2. 让怀中宝宝听到你的心跳

父母应将宝宝横着抱在自己的怀里，并将宝宝头部放在父母的左侧，并有意让宝宝的耳朵贴近父母的心跳处，让他能听到心跳的节律。国外曾有人做过实验：当宝宝哭闹时，父母抱起他们，一组宝宝抱在怀里，父母用手轻轻地拍他们；另一组则让他们倾听父母的心跳，结果发现后一组宝宝比前一组宝宝更易安静下来。这是因为：胎儿在母体内听惯了母亲的心跳，出生后，让他再听到这样熟悉的声音后，宝宝便产生一种亲切感，很容易适应这种情境，从而使情绪平静下来。

3. 不要宝宝一哭就抱

若无异常现象，新生宝宝的啼哭是对身体有益的，是新生宝宝的一种运动方式，所以不要一听到新生宝宝哭就抱起来或喂奶。其实，新生宝宝的啼哭有种种原因，父母应注意观察宝宝的啼哭规律，正确判断宝宝啼哭的原因，适当地应对。

有些年轻父母，还有帮忙带孩子的老人，听不得宝宝哭，宝宝一哭就马上抱在怀里，于是，尚未出月子的宝宝就养成了非抱不睡，一着床就醒、就哭的坏习惯。其实躺在大人的怀里睡觉，对宝宝脊柱的正常发育是不利的。

此外，用摇篮、或摇晃着、哼着曲子催宝宝入睡，也都会使宝宝养成不良的睡眠习惯。因此，父母应从新生儿阶段就开始培养宝宝良好的生活习惯，让宝宝顺其自然地入睡、啼哭、运动、醒来。

4. 不宜竖抱宝宝

当父母把宝宝竖直抱起时，会发现宝宝的头颈软弱无力、头耷拉着，不能竖直，这是为什么呢？因为新生儿的头占全身长的1/4，竖抱宝宝时，宝宝头的重量全部压在颈椎上，宝宝在1～2个月时，颈肌还没有完全发育，颈部肌肉无力，应防止不正确的怀抱姿势对脊椎的损伤。这些损伤当时不易发现，但可能影响到孩子将来的生长发育，所以在抱宝宝时要横抱，不宜竖抱。

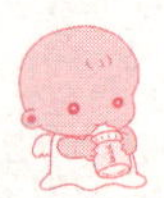

宝宝童秃，妈妈别着急

宝宝出生时头皮光秃秃的，或者稀稀拉拉长着又黄又软的头发，称为童秃。童秃是正常现象，童秃的宝宝到1岁左右，头发就渐渐增多，到两岁的时候，就和大多数宝宝一样有浓密的头发了。

对于童秃的宝宝，勤洗头保持头皮清洁是很重要的。首先，妈妈应该经常为宝宝洗头。洗的时候，应轻轻按摩头皮，可选用婴儿洗头液，再用清水轻轻冲洗干净。洗头时有些头发脱落属于正常现象，不必担心。此外，充足的阳光照射和新鲜空气，对宝宝身体的全面发育有利，对头发的生长也有好处。

有的妈妈听说给宝宝的头皮上擦生姜，可以增加毛囊周围的血液循环，促进头发生长。事实上，宝宝头皮薄，采用这种方式反而会让宝宝的头皮受到伤害，影响头发生长。

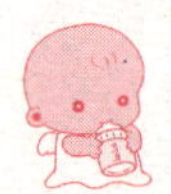

学会给新生儿剪指甲

一个发育成熟的新生儿在出生后指甲就比手指长出一段来，而且指甲长得也快。新生儿的手脚会经常不受控制地乱舞乱抓，不小心会抓破面部或其他部位的皮肤。尤其是新生儿患有湿疹发痒时，更容易被抓破，因此，需要经常给新生儿剪指甲。

但是，有的家长不敢也不会给新生儿剪指甲，就将两只小手包起来或戴上手套或缝一个小口袋将整个小手包起来或用小丝袜将手套起来，这种做法是不可取的，因为这样不仅会影响新生儿手的精细动作的发育，有时还会被小口袋上脱落的线缠绕在小手指上，时间长了影响手指的血液循环而使手指变色，甚至坏死。

也有的家长将新生儿的衣服袖子做得长长的，使两只小手伸不出来，这样也会影响新生儿手的精细动作发育。因此，防止新生儿抓破皮肤最根本、有效的方法是经常给新生儿剪指甲，再说指甲长了在里面很容易藏进一些污垢，也很不卫生。

给新生儿剪指甲的次数应根据新生儿指甲的长短、长的快慢来决定，一般每周1～2次。剪指甲的时间最好是在新生儿入睡后进行，这样不会伤及手指，用指甲钳比用剪刀要安全一些。剪指甲时应按新生儿的指甲或手指的形状来剪，也不要剪得太短，和手指端平齐就可以了。剪完之后，要在宝宝的指甲上轻轻摸一圈，如果不够圆滑，可用指甲剪上的小挫刀打磨一下，以避免宝宝划伤自己的皮肤。

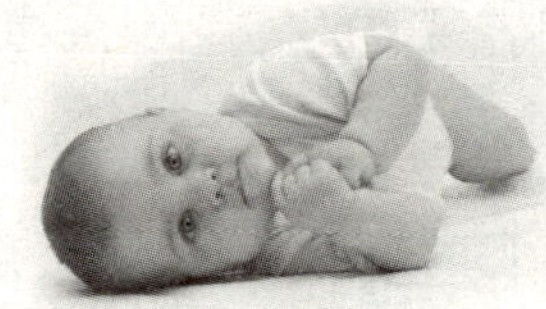

BABY ▶▶▶

可能发生的异常情况

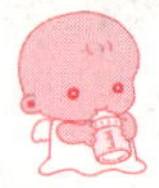

新生儿黄疸

很多新生宝宝在出生后的一周内可能会出现皮肤黄染——黄疸。这主要是由新生儿胆红素代谢的特点决定的。如果宝宝黄疸的程度较轻，属于生理性黄疸，爸爸妈妈则不用担心。生理性黄疸一般在新生儿出生后2～3天开始出现，出生后4～6天达到最高峰，7～10天以后会逐渐消退。

⊙ 如何判断新生儿黄疸的程度

爸爸妈妈可以在自然光线下，观察新生儿皮肤黄染的程度，如果仅仅是面部黄染则为轻度黄染；一般躯干部出现皮肤黄染，则为中度黄染判断躯干部是否也有黄染，可用手指将皮肤按压后抬起，观察皮肤黄染的情况；用同样的方法观察四肢和手足心，如果也出现黄染，则为重度黄染，就应该及时把宝宝送去医院进行检查和治疗。

⊙ 常见的病理性黄疸发病原因

新生宝宝的生理性黄疸是可以自行消退的，但是病理性黄疸是由多种原因造成的一种疾病，必须尽早发现，尽早治疗。

常见的病理性黄疸发病原因主要有以下四种：

1. 溶血性黄疸

溶血性黄疸最常见原因是ABO溶血，它是因为母亲与胎儿的血型不合引起

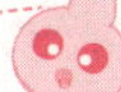

的，以母亲血型为O、胎儿血型为A或B最多见，且造成的黄疸较重；其他如母亲血型为A，胎儿血型为B或AB，母亲血型为B、胎儿血型为A或AB的，这类情况较少见，且造成的黄疸较轻。因此，一些父母会十分紧张，担心孩子会发生ABO溶血。其实要说明的一点是：不是所有ABO系统血型不合的新生儿都会发生溶血。据报道新生儿ABO血型不合溶血的发病率为11.9%。新生儿溶血性黄疸的特点是生后24小时内出现黄疸，且逐渐加重。

给新生儿喝草药一直是民间的做法，对于部分宝宝也起了作用，但是近年的临床研究发现，有少部分男婴因喝了草药而发生急性溶血性黄疸。因此，儿科医生都不建议家长自行为宝宝去胎毒而喝草药。

2. 感染性黄疸

感染性黄疸是由病毒感染或细菌感染等原因引起的，主要是肝细胞功能受损害而发生的黄疸。病毒感染多为宫内感染，以巨细胞病毒和乙型肝炎病毒感染最常见，其他感染风疹病毒、EB病毒、弓形虫等较为少见。细菌感染以败血症黄疸最多见。该型黄疸的特点是生理性黄疸持续不退或生理性黄疸消退后又出现持续性黄疸。

3. 阻塞性黄疸

阻塞性黄疸多由先天性胆道畸形引起，以先天性胆道闭锁较为常见。其黄疸特点是生后1～2周或3～4周又出现黄疸，逐渐加深，同时大便颜色逐渐变为浅黄色，甚至呈白陶土色。

4. 母乳性黄疸

这是一种特殊类型的病理性黄疸。少数母乳喂养的新生儿，其黄疸程度超过正常生理性黄疸，原因还不十分明了。其黄疸特点是：在生理性黄疸高峰后黄疸继续加重，如继续哺乳，黄疸在高水平状态下持续一段时间后才缓慢下降，如停止哺乳48小时，胆红素明显下降达50%，若再次哺乳，胆红素又上升。

母乳性黄疸是一种以间接胆红素增高为主的高胆红素血症，发生率较高，其发生原因到现在还不十分明确。有人推测是因为母亲奶水中含有一种激素，这种激素可以与间接胆红素竞争与肝内葡萄糖醛酸转移酶的结合；还有人认为母乳中的脂肪酸可以抑制肝内此酶的活性，这两种情况都可使间接胆红素不能转化成直接胆红素，因而引起高间接胆红素血症。目前多数人认为母乳性黄疸主要是因小肠对胆红素的吸收增加，致使胆红素的正常肠肝循环增加所引起。总之，有各种病因学说，但都不能肯定。

⊙ 黄疸重在预防

病理性黄疸无论是何种原因引起，严重时都可引起“核黄疸”，其愈后差，除可造成神经系统损害外，严重的可引起死亡。所以，新生儿病理性黄疸应重在预防，如孕期防止弓形虫、风疹病毒的感染，尤其是在孕早期防止病毒感染；出生后防止败血症的发生；新生儿出生时接种乙肝疫苗等。家长要密切观察孩子的黄疸变化，如发现有病理性黄疸的迹象，应及时送医院诊治。

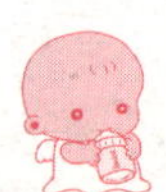

新生儿泪囊炎

有的宝宝刚出生没多久，一双眼总是水汪汪的，非常招人喜爱，但宝宝眼里的水似乎多了就要流出来，用手帕擦干后没多久，又会流出来。这类情况家人要特别注意，如果流泪症状加重，并出现眼角流脓，眼睑红肿、化脓，睁眼困难的情况，一定赶紧带宝宝去医院检查，有可能是患了新生儿急性泪囊炎。

正常泪液由泪腺和副泪腺分泌后分布于眼睛表面起到湿润和保护眼睛的功能。一部分泪液被蒸发到空气中，另一部分则汇集于内眼角，再经泪小点、泪小管、泪囊和鼻泪管进入鼻咽部。其中任何一个部位阻塞都会影响泪液的引流。新生儿泪囊炎患儿多数是由于宝宝刚出生的一段时间内鼻泪管的下端还没有完全发育好，而被一层先天性残膜封闭，或是被上皮细胞残屑阻塞引起泪道阻塞，使泪液不能导流入鼻腔而致溢泪。还有很少一部分是由于鼻泪管骨性管腔狭窄或鼻部畸形引起的。因泪液和泪囊内分泌物无法排出，细菌得以在泪道中贮积和繁殖，形成泪囊炎。它的发病率占新生儿的5%～6%，是新生儿常见的眼病之一。

如果宝宝被确诊为新生儿泪囊炎，也不要着急，大多数婴儿在6个月内泪道仍处于不断发育的阶段，所以首先应采取保守治疗法。一般是在局部用抗生素眼液点患眼，并配合做内眼角皮肤（泪囊部）按摩，促进泪液往鼻泪管方向流动，每天做2～3次，病情较重者可增加至4～6次，每次1分钟，治疗一段时间后，薄膜就会自行破裂，泪道也就通畅了。如果经过一段时间后，症状仍未缓解，可以去医院加压冲洗泪道，将薄膜冲破。如果以上两种方法治疗均无效，则可采用泪道探通术，用探针将薄膜刺破，使泪道通畅。也有极少数患儿是由于骨性狭窄或鼻子畸形造成泪道堵塞，这种情况就要考虑手术或者其他的方法来使泪道通畅了。

至于治疗时机，一般年龄越小治疗效果越好。因为新生儿泪囊炎如果长时间不治疗，可能会出现炎症急性发作并向周围扩散；泪囊长时间扩张会使泪囊壁失去弹力，日后即使泪道通畅，溢泪症状依然会存在；并可能因泪道炎症持续而形成永久性瘢痕性泪道闭塞；另外，泪囊脓液不断排入结膜囊，可导致结膜和角膜炎症，引起角膜溃疡，甚至发展为眼内炎，对眼球构成严重的潜在威胁。所以，新生儿泪囊炎必须及时治疗，尽早除去隐患。

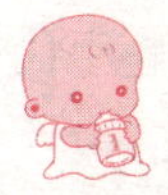

头皮血肿

新生儿头皮血肿是由于婴儿出世时母亲的骨盆和婴儿的头部不相称即“不配套”造成的。如胎位不正常当胎头到达骨盆壁时，头颅骨受压迫，或使用过产钳助产，牵拉力量过大引起头颅受伤。

因此，在婴儿生后几小时至几天以后，主要在头顶骨膜下，其范围大小不一样，小则像鸡蛋大，要是大者可与颅骨块大小差不多，稍微隆起，圆形，边界清楚，不超过骨缝。表面皮肤色泽正常，用手指压肿块有凹陷，稍微硬些，有弹性，不容易移动，有波动感觉，那是由于内有血流的关系。因为是骨膜下出血，血吸收比较慢，所以需要2～4月才能消退。

头皮血肿并不是什么严重的疾病，通常情况下在家治疗就可以了，只需保持皮肤清洁，防止继发感染则可，它会自愈。如果有感染时加用消炎药便可。婴儿生后头几天的头皮血肿可用冰袋或冷水袋敷局部，避免加重出血，不要揉搓。或戴顶小帽子，减少头部和枕头摩擦的刺激，过了1星期以后可改用热敷，以帮助血肿周围血液循环，促进吸收血块，出血初期可服3天维生素K，在家护理4～8周以后血肿仍不消退，而且也比较大时，可到医院外科做抽吸手术或用超声波理疗即可获得痊愈。

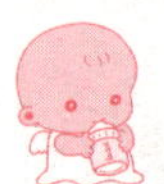

新生儿出现“红屁股”怎么办

有好多新妈妈说宝宝怎么好好的就出现红屁股了？一到小便时，宝宝就开始哭闹，这可怎么办呢？要是不管宝宝的红屁股，它会自己好吗？会有什么严重的后果吗？其实红屁股是新生儿常见的一种皮肤病，也称为“尿布疹”或“尿布皮疹”。

⊙ 红屁股原因

红屁股主要是与尿布接触部分的皮肤发生边缘清楚的鲜红色红斑，呈片状分布。加上新生儿皮肤柔嫩，很容易发生臀红，局部皮肤可出现红色小丘疹，严重时皮肤糜烂破溃，脱皮流水。如有细菌感染可产生脓包，更严重的可蔓延到会阴及大腿内外侧。

宝宝的红屁股主要是因为尿布未洗净、对一次性纸尿裤过敏以及大小便后不能及时更换尿布，宝宝臀部处于湿热状态，尿中尿素氮被大便中的细菌分解而产生氨，从而刺激皮肤所致。

⊙ 如何预防"红屁股"

首先，选用尿布要注意用细软、吸水性强的纯棉布，最好用白色或浅色的旧床单、棉布衣服制作尿布。如发现婴儿对一次性纸尿裤过敏应立即停止使用。不要用深颜色的布料，尤其是黑、蓝色的新粗布，这种布不易吸水，而且容易擦破婴儿的皮肤，不利观察大便颜色。

其次，尿布要勤换洗，每次尿湿后应立即更换。每次大便后，用温水冲洗臀部及外阴部，并轻轻擦干，可以涂上些消毒过的植物油，对于腹泻的婴儿更要注意。

⊙ 如何对待"红屁股"

已经出现红屁股时不要用热水和肥皂洗，要在换尿布后在红屁股处涂上鞣酸软膏或消过毒的植物油。有糜烂时可将患儿俯卧，用普通的40瓦灯泡照射，距离30厘米～50厘米，每次30～60分钟，使局部干燥。照射时需要有专人守护，避免烫伤。只要在治疗的同时注意护理好臀部的皮肤，臀红很快就会好转。

其实只要家长精心护理，臀红是完全可以避免的，所以家长们一定要做好预防工作。

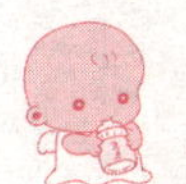

鼻塞

新生儿经常处于闭口状态，不会用口呼吸，当新生儿出现鼻塞时，由于呼吸不顺畅，宝宝往往会表现出烦躁、哭闹。

⊙ 宝宝为什么会鼻塞

鼻塞不一定就是感冒了，这一条规则特别针对新生儿。新生儿的鼻腔狭小，在鼻黏膜水肿或有分泌物阻塞时特别容易发生鼻塞。如果房间的温度太低，宝宝鼻塞的症状会更明显。不用担心，对于大多数孩子来说，这些鼻塞的情况是由于生理结构引起的，不是病。有的宝宝还常流出少量的鼻涕，干燥后成了鼻屎，颜色呈淡黄色，这也是属于正常情况。

⊙ 如何应对新生儿鼻痂

看到宝宝鼻子里有鼻痂了，可先用手指轻轻揉挤两侧鼻翼，等到鼻痂稍微松脱后再用干净的棉签卷出来。如果鼻痂不容易松脱，可先向鼻腔里滴一滴生理盐水或凉开水，润湿后的鼻痂比较容易松脱。

为减轻鼻塞给宝宝带来的不适，妈妈在日常照看宝宝时应该注意以下几点：

1. 宝宝鼻子呼吸不畅，如果不影响吸吮的话，你可以试着垫高枕头，再观察一下情况。

2. 当宝宝鼻塞严重时试着转变宝宝睡眠的体位，症状会减轻一些。

3. 当宝宝吃几口奶就停一会儿用嘴呼吸一下，或者边吃奶边哭，很可能是鼻子被鼻涕或鼻痂堵住了，要注意清理。

⊙ 区别鼻塞的异常情况

1. 如果鼻涕很多、颜色澄清，或干结后鼻屎堵住鼻孔，宝宝只能不停地用嘴呼吸，这时需要考虑可能是伤风感冒了，应该及时去就诊。

2. 如果流出的鼻涕有臭味、带血丝，鼻子肿胀，有可能是鼻子内有异物。

3. 新生儿鼻塞时间长，用过一些办法无效，这时需要排除新生儿腺体肥大的可能，可以请耳鼻喉科医师会诊。

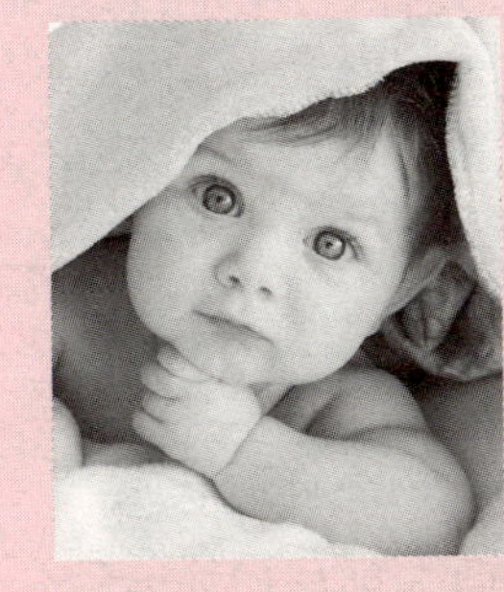

PART 2

第2个月

胖乎乎的小可爱

宝宝成长备忘录

身体发育情况

在这个月内，宝宝将以他出生后第一周的生长速度继续生长。这个月里宝宝的体重将增加0.7千克～0.9千克，身长将增加2.5厘米～4厘米；头围将增加1.25厘米，这些都是平均值。

当满两个月时，男宝宝体重达到3.5千克～6.8千克，身长为52.9厘米～63.2厘米；女宝宝体重达到3.3千克～6.1千克，身长为52厘米～63.2厘米。

语言

宝宝的语言主动由小声的喉咙音变为啊啊、咿咿、咕咕等声音，但仍不像成熟的人声。大部分的发声仍以哭声为主，被动地对声音有兴趣。

动作

在大动作上，拉手腕坐起时，宝宝的头将向后面软瘫。俯卧时宝宝已经可以挣扎着抬起头并向四周张望，尽管他的头只能抬起1～2秒钟，但至少可以使他以稍微不同的视野看这个世界，将鼻子和嘴巴离开阻碍他的枕头和毯子。宝宝的腿也逐渐变得更加强劲而主动，他的腿会从刚出生时的屈曲状态开始伸直。虽然他时而的踢腿仍然以反射性为主，但力量将增加很多。宝宝的手部运动将出现许多变化，会突然间放松，手臂外展。

听力及发音

正像宝宝生来喜欢人类面孔的程度超过其他图案一样，宝宝也更喜欢人类的声音。他最喜欢母亲的声音，因为他将母亲的声音与温暖、食物和舒适联系在一起。一般来说，宝宝比较喜欢高调的妇女声音。在1个月时，即使妈妈在其他房间，他也可以辨认出其声音，当妈妈跟他说话时，他感到安全、舒适和愉快。宝宝对熟悉的音乐也有表情，有些乐曲会引起宝宝快乐而四肢舞动，如蹬腿、押动上肢；这时的宝宝更喜欢听父母唱歌，尤其是父母伴随唱歌时的动作。在第二个月期间，你会听到宝宝重复某些元音（啊、啊，或哦、哦），尤其是你一直和他用清楚、简单词汇和句子交谈时。

视觉

此时，宝宝仍然不能看清楚30厘米以外的物体，但会密切关注30厘米以内的任何东西，能注视物体了，紧盯着物体，好像要用眼神把东西抓住。难以跟踪物体，如果你在他面前快速晃动一个球或玩具，他似乎会凝视，当你来回摇头时，他将失去聚在你眼睛上的焦点。他会朝着声音的方面和移动的东西看。相对于物体更喜欢人，他能安静地注视人脸或人声传来的地方。喜欢看彩色的图画，相对于平面图形，更喜欢立体的人物图像。

情感

这个月内，宝宝每天将花费更多的时间观察他周围的人并聆听他们的谈话。他明白他们会喂养他，使他高兴，给他安慰并让他舒服。当看到周围人笑时他感到舒心，他似乎本能地知道他自己也会微笑。而他咧嘴笑或做鬼脸的动作和表情将变成真正的对愉快和友善的表达。他开始会表现出悲痛、激动、喜悦等情绪了，并可以通过吸吮使自己安静下来。

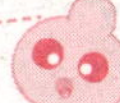

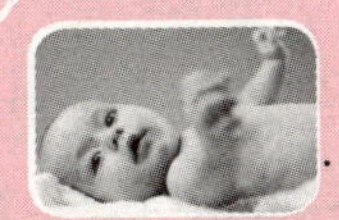

宝宝的营养加油站 BABY

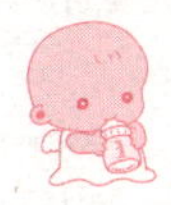

用母乳喂养时

用母乳喂养的婴儿，通常来说，每3小时喂奶1次，1天喂7次，上午6、9、12时；下午3、6、9时，夜间12时。每次喂70毫升～150毫升。在第一部分提到4～6个月内母乳喂养儿不需添加其他食物，包括水。

这个月的婴儿由于其吮吸力大大加强，因而可能会吮伤乳头。所以，妈妈应该留心，注意不要让婴儿在一侧乳头上连续吮吸15分钟以上。另外，哺乳前应该把手洗干净，保持皮肤清洁，避免弄脏乳头，从而感染婴儿口腔。

用母乳喂养的妈妈，如果母乳很好，哺乳次数应逐渐稳定，只要每周体重能增加150克～200克，说明喂养效果很理想；如果每周体重增加不足100克，说明母乳不足，此时宝宝会经常哭闹，需要增喂配方奶。每次加配方奶100毫升～120毫升。总之，增加1次或是两次配方奶，都应根据宝宝体重来决定。另外，只用母乳喂养的母亲还应该注意一件事，就是母乳的分泌如果减少了，这时无论如何必须添加配方奶。

在1～2个月的婴儿中，纯母乳喂养的婴儿不会有真正的疾病。尽管有时会有“稀便”，每天大便7～8次，吐奶，长湿疹这些常见“异常”现象发生，但只要婴儿能精神饱满地吃奶，就不必过多担心。

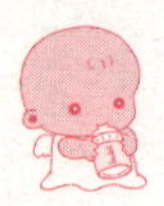

用配方奶喂养时

用配方奶喂养时，最重要的是不要过量，以免加重消化器官的负担。一般的标准，出生时体重为3千克～4千克的宝宝，在1～2个月，每天以吃600毫升～800毫升配方奶为宜，每天分7次吃，每次100毫升～200毫升，如果宝宝很能吃，最好也不超过250毫升，否则会加重肾脏、消化器官的负担。

需要注意的是，在两顿奶之间可以适当喂宝宝一点水，尤其在天气炎热的夏天，或是干燥的秋天，或者宝宝出汗多、咳嗽、鼻塞时，需要多补水。

另外，需要父母们注意的是，进入这个月龄的宝宝，要预防佝偻病的发生，除了常抱宝宝到室外晒太阳外，还应每天给宝宝加400国际单位的维生素D，即浓缩鱼肝油滴剂，从1滴开始逐渐增加到每天5～6滴。

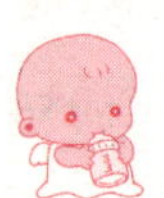

给早产儿补充铁剂

铁是制造红细胞不可缺少的成分。如果人体缺乏铁元素就会导致缺铁性贫血。对婴幼儿而言，缺铁性贫血占总贫血的90%以上，可见铁对孩子有多么重要。

足月婴儿体内储存的铁是妈妈在孕中、末期通过胎盘输送给他的，尤其在孕末期给他的更多一些。这些铁可以维持婴儿出生后前4个月生长发育之所需，但4～6个月以后储存铁消耗殆尽，母乳中的铁又不足，只有及时添加辅食才能避免婴儿半岁后出现缺铁性贫血。

对于早产儿来说，由于其提前来到人世，失去了妈妈给他多储备些铁元素的机会，所以他体内储蓄的铁只够出生后两个月生长之所需。一般早产儿从生后6周就要补充铁剂。

怎么判断婴儿是否贫血呢？按红细胞数来说婴幼儿每升血液内应有

（3.5～5.5）×1012万个红细胞，低于以上数值即可判断为贫血。

贫血会影响孩子体格生长和智力发育，尤其对脑细胞发育的影响是不可逆的。也就是说儿时贫血导致的智力落后，长大后给孩子再好的营养也弥补不回来。因此，对早产儿、未成熟儿要提早补充铁剂是一个不可忽略的问题。

那么，此种婴儿如何补充铁剂呢?

1. 应想到给未成熟儿喂母乳，未成熟儿母亲所分泌的母乳在营养成分上与足月儿母亲所分泌的母乳有所不同，它更适合未成熟儿生长之所需。

2. 如果遇到乳母无法哺乳的特殊情况，应选用未成熟儿特制奶粉，这种奶粉在制备时已考虑到未成熟儿的特点在某些营养素上给予了强化。

3. 贫血较重者还可加些药物补充铁剂，这要根据孩子体重、贫血情况和生长速率来综合判断，可空腹服硫酸铁，每日3次。因为这是药，最好在医生指导下进行。

BABY ▶▶▶

日常护理小常识

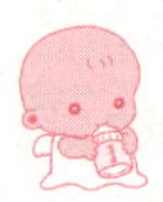

宝宝6周了，要开始培养睡眠规律

宝宝刚出生的前几周，由于整天几乎都处于睡眠状态，可以说宝宝的睡眠和清醒根本就没有什么规律，所以这时你最好的办法就是“顺其自然”。

然而当宝宝到了6周时，你就会发现他的作息时间开始有规律、确定了，所以这个时候你可以采用一些方法来帮助他养成好的睡眠习惯。如果你能早些做到这一点，那么你和你的宝宝就全都能够受益。

⊙ 捕捉宝宝的睡前征兆

许多新生婴儿困乏时会出现烦躁的情绪，并以哭的形式发泄出来，以此告诉爸爸妈妈他要睡觉了。如果此时父母不理解他的意思，继续逗他的话，孩子会哭得越来越厉害。

当宝宝眼神迷离的时候，一般表明要睡觉了，而且这种情况大多出现在吃完奶后。如果爸爸妈妈在此时逗宝宝时，会发现宝宝反应不那么灵敏，并且开始哭闹了，这可能是因为他累了困了。

当宝宝想睡觉时，还会出现许多小动作，比如揉眼睛、抓耳朵，或是盯着某一个地方不动。你的宝宝可能会不再注意其他东西或别的人，或是把自己的脸埋进你的怀里。这时，你可以把宝宝抱起来，轻轻摇晃，有节奏地拍拍他的小屁股哄他入睡。

⊙ 教宝宝学会区分白天和黑夜

当宝宝在妈妈肚子里的时候，一天24小时全是黑夜。现在，他来到了一个新环境，这里有白天和黑夜的区别，他怎么可能一下子就适应了呢？

所以，你要通过以下方法来教会宝宝区分白天和黑夜：

1. 白天让宝宝在有光线的屋子里小睡，在这里，他可以听到白天的各种动静，以此来缩短白天多余的睡眠；晚上让他在黑暗、安静的房间里睡觉，不要让屋外的灯光照射进来。

2. 每天晚上睡觉前给宝宝洗个澡，换上干净的睡衣裤，让他明白夜间睡眠和白天小睡的区别。

3. 将最后一次喂奶时间固定下来，比如定在晚上10点左右，即你自己准备入睡前。每天在这个时间叫醒宝宝喂奶。几天后，宝宝就会习惯在这个固定的时间里感到饥饿。

4. 晚上喂奶时要保持安静，不要在半夜里对着小宝宝说话或唱歌，把这些活动留在白天进行。

⊙ 让宝宝学会按时睡眠

每个宝宝睡眠时间各不相同，这经常取决于家庭的环境。重要的是要有足够的睡眠（当然包括午睡时间）。不一定要让宝宝睡得很早，但要准时。要让宝宝适应一种惯常的做法，比如睡前哼一支歌、讲一个故事，或放一段儿童歌曲唱片等。有的宝宝临睡前会感到有些紧张焦虑，因为他们知道整个晚上就要同爸爸妈妈“分别”了。这时候，不要强化他的这种意识，也不妨稍稍陪他一会儿。

⊙ 帮助宝宝学会自我平静

也许你的宝宝喜欢在摇摇晃晃中入睡，或是一边吃奶一边睡觉。刚开始的时候，你应该尽可能地想尽一切办法来让宝宝安静入睡。

可是你的宝宝最终还是需要学会自己入睡。到了大约3个月的时候，宝宝就会慢慢意识到，你曾经使用过的技巧已经成为他整个入睡过程中的一部分，而且还开始对这些技巧产生了依赖性。因此，为了能让宝宝学会自己入睡，你就应当在宝宝养成习惯之前，停止使用这些技巧。

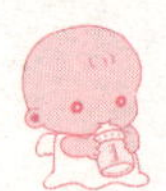

小宝宝“睡颠倒了”怎么办

有些宝宝一到晚上就很有精神，不肯睡觉，又哭又闹，弄得父母精疲力竭，大人和宝宝都没有睡好觉，而在白天宝宝却没了精神，一睡几个小时不醒来，喂奶和出去玩都被打乱了，除了睡眠昼夜颠倒外没有其他症状。

白天活动、夜间睡眠，在成人看来是自然而然的。但这种睡眠规律并非与生俱来，而是出生后随着机体调节机制的发育和外界环境的刺激逐步建立的。如果父母不注重宝宝睡眠习惯的培养，小宝宝就会出现昼夜不分、睡眠紊乱的情况，这种昼睡夜醒的习惯会使宝宝和家长都得不到充分休息，而且还会影响宝宝进食，精神也欠佳，这样会影响宝宝的生长发育，甚至会影响心理发育。

所以，为了宝宝及父母双方的利益，一定要将宝宝这种昼夜颠倒的习惯尽早纠正过来。

要调整宝宝的睡眠状态，就要合理安排好宝宝白天、睡前和夜晚的作息时间，逐渐养成良好的生活习惯。

⊙ 白天玩够、睡好

在白天宝宝清醒时，要多为宝宝安排一些适合他月龄的游戏。天气好的时候，多抱着宝宝到户外散步。如果宝宝白天睡眠时间过长，可以适当延长外出玩耍的时间，或在家中做被动操、和宝宝多说话交流，让宝宝适度地疲劳。但不可过分要求，如果过于疲劳，反而会使宝宝兴奋，夜晚更不易入睡。

白天宝宝入睡后，不要把室内光线调得太暗，也不可过分保持安静，可适当有响动，以使宝宝区分白天睡眠和夜间睡眠的不同。小宝宝白天的睡眠时间每次最好不要超过3小时。对于不易醒来的宝宝，可以用换纸尿裤、挠脚心、抱起说话等方法叫醒宝宝。

⊙ 睡前培养好习惯

从宝宝两个月开始，父母可以逐渐培养宝宝在睡前建立一套固定的模式。先洗个热水澡，做抚触和被动操，换上舒适的睡衣；然后喂母乳或配方奶，喝完奶后不要马上入睡，可以给宝宝讲个小故事、念1～2首儿歌，或是玩一会儿玩具；20分钟后再把一次尿，穿上纸尿裤；然后播放一些轻柔舒缓的催眠曲，如果是曾经听过的胎教音乐，效果会更好；最后关上灯，把宝宝放在小床上，不再说话，让宝宝自己进入梦乡。

如果能坚持每天有规律地按时完成这些活动，就可以养成宝宝固定时间睡眠的习惯，会使父母和家人生活得更轻松。

⊙ 夜间安稳入睡少打扰

当宝宝入睡后，卧室内要保持安静、舒适、光线暗的睡眠环境，以帮助宝宝区别日夜。从宝贝满月开始，除喂奶以外，要尽量少打扰宝贝睡眠。有时宝宝睡觉时会翻身、呓语，有时还会微笑、哭泣，当家长看到这样的情况时，不要“第一时间”去关注宝宝，更不要打开灯，这样反而会打扰了宝宝的“美梦”，影响了宝宝正常的浅睡状态，甚至养成不良的睡眠习惯。

宝宝的睡眠周期比成人短，在夜间有时会自然醒来。这种情况下不要立刻抱起宝宝，更不能看宝宝精神好与之玩耍，这样会使宝宝养成夜里固定醒来的习惯。如果宝宝是因为不舒服醒来，如饥饿、尿湿，打开小夜灯找到原因，轻轻地给宝宝喂奶、换纸尿裤，再安静地陪宝宝入睡，不要跟宝宝说与睡眠无关的话。

如果到了喂奶时间，宝宝还在深深的睡梦中，不要叫醒宝宝喂奶。要逐步培养宝宝断掉夜奶。不必担心宝宝会饿着，夜间少吃，白天会补上。

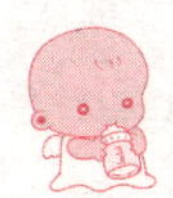

让宝宝享受空气浴

室外空气浴可以让宝宝呼吸到新鲜空气，促进宝宝的新陈代谢。在室外，宝宝可以接触到紫外线，促进宝宝体内维生素D的产生，进而增强钙的吸收。同时由于室外空气温度比室内低，宝宝在户外可以使皮肤和呼吸道黏膜受到冷空气的刺激与锻炼，从而增强对外界环境的适应能力和对疾病的抵抗力。

一般来讲，宝宝满月后就可以带到户外进行空气浴了。刚开始时每天几分钟，逐渐加长至1～2小时。夏季要选择早晚阳光不是很强烈的时候，并注意不要让宝宝的皮肤直接在日光下暴晒；冬天则最好在中午气温较高的时候外出，天气较暖时还可以露出宝宝的头部、手部等皮肤；春秋两季风沙太大则不要外出，可以选择在有阳光的房间或阳台上晒太阳。

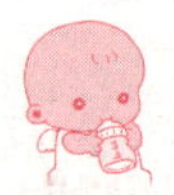

如何抱满月后的宝宝

满月后的宝宝四肢仍较软，头也抬不起来，颈部、腰部也无力，要让刚刚做妈妈的把宝宝抱起来，就会感到紧张，不知从何下手。这时你可以让躺在床上的宝宝面向着你，先将你的左手轻轻插到宝宝的下背部和臀部，再用右手轻轻地插入宝宝的头部下方，慢慢将宝宝抱起来，这样宝宝的腰部和颈部就可以在一个平面上，因有手指支撑着头部，头也不会向后耷拉下来，再慢慢地将宝宝的头转向你的左臂弯中，使头固定依靠在你的左臂弯中。也可以将宝宝竖抱，用上述方法将宝宝抱起离床后，右手将宝宝的头慢慢靠向你的左肩部，左手仍托住他的臀部和腰部，以支持其体重，右手则托住宝宝的头颈部，宝宝可俯在你的肩膀上。但应注意竖抱的时间不能太长，以免使宝宝感到疲劳。将宝宝放下时更应小心谨慎，先用一只手托住宝宝的头部，另一只手托住他的臀部，轻轻地、慢慢地把他放下，这时应当注意的是你的手要一直扶住他的身体，直到将他的身体完全放到床上，才可拿开双手。这时，应先轻轻抽出宝宝臀部下面的那只手，并去抬高宝宝的头部，以便将放在宝宝头颈部的那只手抽出来，再轻轻地将宝宝的头放下。

不管用何种姿势抱满月的宝宝，都应保护好头颈部和腰部以免造成意外伤害。这时将宝宝抱起来的时间不宜过长，以免疲劳，也不可将婴儿抱在手上来回摇晃，以免损伤脑部。

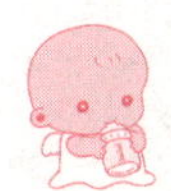

宝宝满月后剃头的注意事项

宝宝在满月后剃头讲究多，在剃头时应注意以下事项。

⊙ 剃头注意事项

给宝宝理满月头的时候最好在家里，爸爸妈妈在身边比较好，这样小宝宝会比较有安全感。

1. 爸爸两只手要相互配合，一手持电动推子，另一只手把住宝宝头部，防止宝宝乱动，但是不可以用过大的力道，以免弄痛宝宝。

2. 爸爸要先给宝宝剃前额，再剃后脑勺，由两边往中间剃。剃前额时，用宝宝最舒服的姿势，仰面斜躺把宝宝抱在怀里。剃后脑勺时，让宝宝趴在妈妈的胳膊上，但是妈妈一定要抱稳小宝宝。

3. 先把大块的头发剃掉，放在事先准备好的纸巾中保存。近距离的短发要一点一点地、慢慢地、小心地贴近头皮弄，不可像大块的长头发那样剃。

要特别注意下，对于发丝较硬的宝宝，推子要离宝宝的头皮近一些；对于发丝较软的宝宝，推子要离得相对远一些。这个要靠经验掌握，切记不能划到宝宝的头皮。

⊙ 剃头的后续事项

妈妈给宝宝剃完头后，一定要用极软的毛刷将剪下的碎头发扫掉，防止宝宝抓挠。还有，剃发之后要洗发，清理干净碎发和头皮。此时洗发时妈妈需要特别注意，不能把头发弄到宝宝眼睛中，所以，最好给宝宝仰面洗头。

最后，还要提醒妈妈，给宝宝理发一定要干发时理，理好之后再洗发。婴儿胎发本来就很软，如果洗完发之后理，头发会更软，增加理发难度。如果宝宝头上有头垢，最好先用婴儿油涂在头部24小时，头垢软化之后，用婴儿洗发露清除头垢，然后再理发。防止在理发过程中，将头垢带下来引起感染。还有，宝宝第一次理发，不可以理光头，因为宝宝的颅骨和神经系统还没有完全长好，近距离接触宝宝的头皮，往往有可能损伤颅骨和神经系统。此外，需要注意的一点就是，如果爸爸妈妈掌握不好可以找专业人士来帮助宝宝理发。

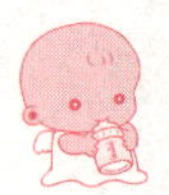

慎用闪光灯为宝宝拍照片

很多爸爸妈妈都很喜欢给自己的宝宝拍照，有的甚至从宝宝一出生的那一天起就给他们拍照。可是，爸爸妈妈给宝宝拍照的时候千万别忘了把相机的闪光灯关掉。

因为宝宝的眼球发育尚未成熟，特别是视网膜的黄斑区域十分“脆嫩”，出生后的8个月内都还在不断的生长发育中。正因为如此，宝宝的眼睛承受不了电子闪光灯的强光，这种强光对视网膜的冲击太强烈，会造成视网膜神经细胞的破坏。如果距离在1米之内，那么对宝宝的眼球造成的损害就更大。所以，年轻的父母为8个月以下的宝宝拍照时，慎用和不用闪光灯，应尽量采用自然光；如果一定要用，可采取改变闪光灯的照射角度，仰射天花板或侧射墙壁，或用慢速快门、开大光圈拍摄的方法，这样也可获得理想的宝宝照片。当然，以前用闪光灯拍过宝宝的父母也不必担心，不必过分紧张，以后注意就行了。

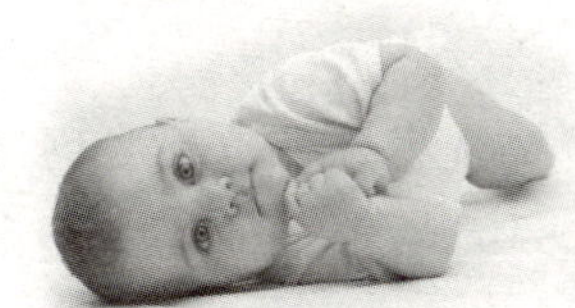

BABY ▶▶▶

可能发生的异常情况

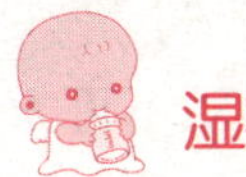

湿疹

婴儿1～2个月，是脸上和头上经常出现湿疹的时期。湿疹俗称胎毒，也叫胎癣或奶癣，是婴幼儿期一种常见的过敏性皮肤病。多发生于刚出生到2岁的宝宝。大多在头面部、颈背和四肢，出现米粒样大小的红色丘疹或斑疹。那么，婴儿得了湿疹，妈妈该怎么办呢？

妈妈先不用担心，要清楚这是婴幼儿常见的皮肤病，大多数不影响宝宝饮食和睡眠，也不影响其发育，能自发消退，特别是出生1～2天的新生儿，在头部、躯干及四肢常出现大小不等的多形性斑丘疹，称为“新生儿红斑”，1～2天后自然消失。宝宝出现湿疹，妈妈首先要找出原因，对症治疗，合理喂养，精心护理。但当出现一直难以消退或者反复出现湿疹时，除注意宝宝的日常护理外，必要时给予药物处理及到医院就诊。

对婴儿身上的湿疹，妈妈可以采取哪些护理对策呢？

1. 密切注意宝宝的消化状态

母乳喂养：妈妈要注意观察，宝宝是否对配方奶、鸡蛋、鱼和虾等食物过敏。母亲应避免进食这类容易引起过敏的食物。少吃配方奶、鲫鱼汤、鲜虾、螃蟹等诱发性食物，多吃豆制品，如豆浆等清热食物。不吃刺激性食物，如蒜、葱、辣椒等，以免刺激性物质进入乳汁，加剧宝宝的湿疹。

配方奶喂养：如是配方奶喂养引起的异性蛋白过敏所致的湿疹，可以在配方奶里少放些糖，把奶多煮一会儿，使蛋白质变性；另外可以适当增加奶糕、豆粉等辅食，减少配方奶量，宝宝湿疹就会减轻。

2. 尽量寻找并避开过敏原

避免有刺激性的物质接触婴儿皮肤，不要用碱性肥皂洗患处，也不要用过烫的水洗患处。可用金银花煲水洗，然后擦婴儿润肤霜。如身体、四肢湿疹较重时，暂时不要盆浴，洗后要立即涂药。

3. 环境和衣物的调节

应避免太阳直晒，室温也不宜过高，否则会使湿疹痒感加重。衣被不可太厚，衣服要穿得宽松些，以全棉织品为好。避免毛线衣等接触皮肤，因为那样会刺激皮肤，加重湿疹。

4. 其他注意事项

对脂溢型湿疹千万不能用肥皂水洗，只需经常涂一些植物油，使痂皮逐渐软化，然后用梳子轻轻地梳理掉。湿疹发病期间不要作卡介苗或其他预防接种，避免与单纯疱疹的宝宝接触，以免发生疱疹性湿疹。待湿疹好转才能接种。

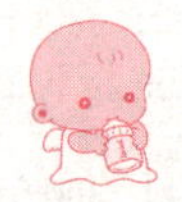

积痰

2个月左右的婴儿积痰，是一种短期内特有的现象，这是因为孩子的支气管被呼吸道内的分泌物轻微堵塞而导致的现象。当我们抱着孩子时能听到“呼噜呼噜”的痰鸣声，就如同抱着一只小猫，摸着它的脊背时感到的“猫喘”一样。这种孩子往往偏胖，当转换体位、咳嗽、吐奶后，呼噜声会自然减轻。

每个孩子体质不同，因此呼吸道内分泌物多少不一，相同的是2个月左右的孩子都还不会咳嗽吐痰，所以分泌物多又吐不出来的孩子就出现了积痰。

面对一个积痰的孩子最好的办法是多做户外活动，通过空气浴让孩子的皮肤和气管黏膜受到冷空气的刺激从而获得锻炼。

积痰的孩子精神好、食欲佳，绝不是一个病孩子的样子，因此妈妈只要认真观察就一定能与急性呼吸道感染区别开来。一旦你判断孩子是积痰就不必焦急，也不必总带孩子去医院，耐下心来好好地照料他并多锻炼，过一段时间自然就会好了。

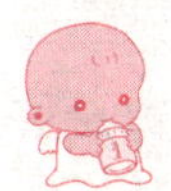

幽门狭窄

幽门狭窄是一种罕见的疾病，多发于2个月以下的宝宝。幽门狭窄的主要症状常出现于宝宝出生后的2～6周，其中包括：呕吐持续且呈喷射性；持续饥饿，在呕吐之后，宝宝马上就能接受另一次喂食；不常排便。

假如症状持续超过数天，那么可能会出现体重减轻或无精打采的症状。宝宝可能因为不断呕吐而发生脱水现象。

一旦宝宝出现其中任何一种症状，或发生疑似脱水的症状，那就应立即带宝宝去医院就诊。

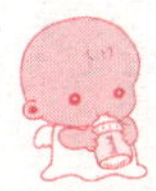

肠绞痛

肠绞痛一般发生在接近满月的宝宝身上。典型发病的大约在3周大的时候开始，高发期在第6周。肠绞痛通常的症状是：

原本活泼的宝宝忽然变得经常尖声哭叫，而且很有规律，每次发作的时间基本相同，尤其是傍晚发作比较多，有时是在黑夜。

一般1个星期有3次以上的啼哭，每次哭的时间持续在两三个小时，而且连续3个星期都会出现这样的情形。哭的时候无论妈妈怎样安抚都没有作用。有的宝宝还会出现腹部鼓胀、脸色红胀的症状。这样的哭闹一般不伴随有发热、呕吐、腹泻的症状，哭过一段时间后，宝宝又会若无其事和平常一样了。

宝宝有肠绞痛并不是一种病，它只是一种症状，随着宝宝的长大，神经生理逐渐发育健全，大约在3个月，这样的情况就会慢慢减少。也有大约30%的宝宝要延续到四五个月大时，这种情况才会消失。为减轻宝宝的肠绞痛，并能得到及时的治疗，爸爸妈妈要做好以下两点：

1. 宝宝哭闹的时候，尤其是有肠绞痛的症状时，妈妈可以坐着，让宝宝趴在自己的手上或者腿上，轻轻压迫宝宝的腹部和背部；也可以为宝宝做按摩，用湿热毛巾或者暖水袋敷在宝宝的腹部，水不可太凉或太烫，暖水袋外边最好裹上一层毛巾。这些对减轻疼痛有一些帮助。

2. 如果无法判断宝宝腹痛的原因，最好的方法是带宝宝上医院，请医生做全面的检查。

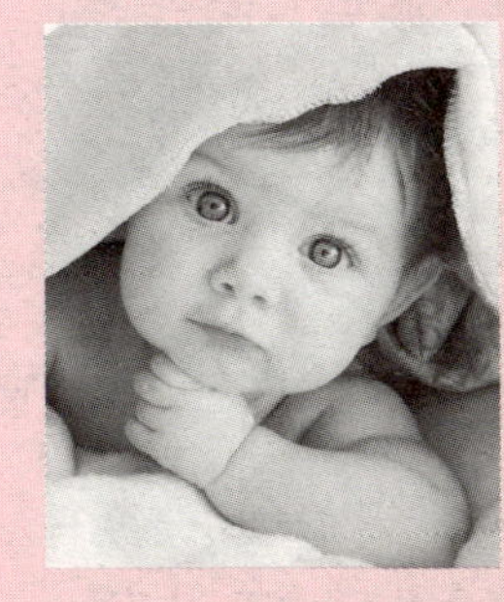

PART 3

第3个月

竖起脑袋的“小英雄”

宝宝成长备忘录

身体发育情况

这个时期是宝宝体格发育最快的时候，体重每月增长约1千克，身高每月增长约4厘米；头围将增加约1.25厘米。2个月时宝宝头上的囟门仍然开放而扁平，宝宝看起来有点圆胖，但当他更加主动利用手和脚时，肌肉就开始发育，脂肪将消失。满3个月时，身长较初生时增长约1/4，体重已比初生时增加了1倍，男宝宝体重为4.1千克～7.7千克，身长55.8厘米～66.4厘米；女宝宝体重为3.9千克～7.0千克，身长54.6厘米～64.5厘米。

动作

在这个月内，宝宝对身体的控制由反射动作转变为有意识的动作。“脖子僵硬反射动作”消失。仰卧时，头部居中，姿态对称，可抬头。开始感觉到手脚为自己的延伸，手脚可以做很多事。会仔细看自己的小手，双手握在一起放在胸前玩。俯卧时，能由胸部支撑抬起头挺直约10秒钟，头可抬起数分钟。俯卧时臀部低，双脚弯曲。需要人支持才能坐，可稍微维持姿势，头会稍微摇晃。手掌大多张开，但这时他的手眼不协调，显得笨拙，常常够不到玩具。大约在此时随着握持反射的消失，宝宝开始出现无意识的抓握，这就标志着手的动作开始发育了。

听力及发音

在听觉上，发展比较快，已具有一定的辨别方向的能力，听到声音后，头能顺着响声转动180度。在语言上也有了一定的发展，逗他时会非常高兴并发出欢快的笑声，当看到妈妈时，脸上会露出甜蜜的微笑，嘴里还会不断地发出咿呀的学语声，发音增多，开始发不同单音，能发出清晰的元音，如啊、哦、呜等，似乎在向妈妈说着知心话。和宝宝面对面，让他看着你的嘴形，重复发这些单音，让他模仿。无论宝宝躺着或抱着，家长都应在孩子身旁的不同方向用说话声、玩具声逗他转头寻找。并经常给他播放优美动听的音乐，但持续时间不宜过长。当婴儿自动发音时，家长可认真聆听，并且与之应答，就像和宝宝交谈一样。

视觉

此时宝宝的视觉会出现戏剧性的变化，这时宝宝的眼睛更加协调，两只眼睛可以同时运动并聚焦。这么大的孩子就已经认识奶瓶了，一看到大人拿着它就知道给自己吃饭或喝水，会非常安静地等待着。宝宝开始对颜色产生了分辨能力，对黄色最为敏感，其次是红色，见到这两种颜色的玩具很快能产生反应，而对其他颜色的反应要慢一些。

情感

到第3个月末时，宝宝可能已经学会掌握用“微笑”谈话，有时他会通过有目的的微笑与你进行“交谈”，并且咯咯笑引起你的注意。在其他时间，他会躺着等待，观察你的反应直到你开始微笑，然后他也以喜悦的笑容作为回应。他的整个身体将参与这种对话，他的手张开，一只或两只手臂上举，而且上下肢可以随你说话的音调进行有节奏的运动。他也模仿你的面部运动，你说话时他会张开嘴巴，并睁开眼睛，如果你伸出舌头，他也会做同样的动作。

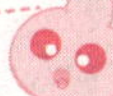

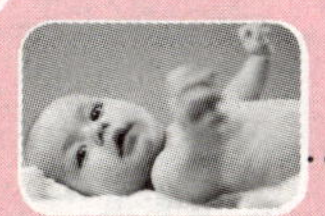

宝宝的营养加油站 BABY

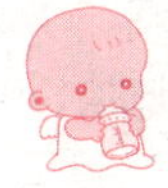

母乳喂养的宝宝

宝宝到了2～3个月的时候，特别是第3个月，已经进入脑细胞发育的第2个高峰期，同时也是身体各个方面发育生长的高峰期。这个时期，母乳对于宝宝来说太重要了，因此，要尽可能地给宝宝多吃母乳。此时，不但要注意宝宝的吃奶量，而且还要注意母乳的质量。

为使宝宝有足够的营养，妈妈必须保证营养的摄入量，保证足够的睡眠和休息，这样才能有既营养又充沛的奶汁。否则，妈妈奶中营养成分不丰富，尽管宝宝吃得多，但营养少，也会直接影响到宝宝的生长发育。另外，宝宝吃母乳时间的长短，也会影响其智力的发育。

这个阶段的宝宝，每日所需的热量大致是每千克体重420千焦～500千焦，如果每日摄取的热量超过500千焦，就有可能造成肥胖。

母乳喂养的宝宝，可每周用体重计测量宝宝的体重。如果每周宝宝的体重增长都超过200克以上，就有可能是摄入热量过多；如果每周宝宝的体重增长低于100克，就有可能是摄入热量不足。

在这个月龄里，不要给宝宝喝米粥。这个月龄的宝宝不适合喂米粥类食物，因为此期宝宝体内缺乏消化米粥类食物的酶，容易出现消化不良；宝宝正是发育最旺盛期，需要大量的优质蛋白质做保证，乳类食品是优质蛋白的主要来源，吃了米粥就会影响奶的摄入量；米粥中主要成分是碳水化合物，过早过多吃，容易导致宝宝肥胖。

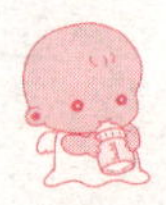

适当调整喂奶的间隔

当宝宝进入第3个月，吃奶量会增多，每次喂奶的间隔时间也相应得变长了，以前过3个小时就饿得直哭的宝宝，现在可以睡上4~5个小时。这说明宝宝喝进去的奶还没有完全消化吸收，也说明宝宝已经具备了储存能量的能力。妈妈没有必要再3小时就给宝宝喂一次奶。此外，一到喂奶时间就叫醒熟睡的宝宝吃奶，这种做法也是不妥当的。如果叫醒了本来不饿的宝宝，宝宝会很不合作地马马虎虎吃上几口，甚至烦躁地大哭，反而搞不清宝宝是否吃好了。

一般来讲，宝宝大多知道自己的需要，奶供过于求，宝宝会拒而不受，奶供不应求，则会提前醒来，妈妈应顺其自然，不必因宝宝推迟吃奶时间而操心。

对于3个月的宝宝来说，夜里大多还是要吃奶的，爸爸妈妈如果发现宝宝的体质很好，就可以设法引导宝宝断掉凌晨2点左右的那顿奶，所以应当调整一下喂奶的时间，可以把晚上临睡前9~10点这顿奶，顺延到晚上11~12点。宝宝吃过这顿后，起码在4~5点以后才会醒来再吃。这样，妈妈基本上就可以安安稳稳地睡上4~5个小时了，不会因为给宝宝半夜喂奶而影响休息。

刚开始这样做时，宝宝也许还不太习惯，一到吃奶时间就会醒来，这时妈妈应当改变过去那种一见宝宝动弹就急忙抱起喂奶的习惯，不妨先看看宝宝的表现，等宝宝闹上一段时间后，看看是否会重新入睡，如果宝宝大有吃不到奶不睡的势头，可喂些温开水试试，说不定能让宝宝重新睡着。如果宝宝不能接受，那就只好喂奶了，等过一段时间再试试。其实，从营养角度看，白天奶水吃得很足的宝宝，夜间吃奶的需求并不大。

总之，在掌握宝宝吃奶规律的基础上，爸爸妈妈应适当调整夜间吃奶时间，以保证妈妈的休息，使妈妈能产生更多的奶，精神饱满地去哺喂宝宝。

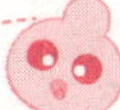

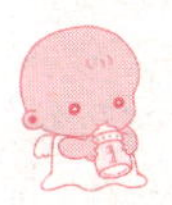

母乳不足时，给宝宝添加配方奶要适量

宝宝进入3个月后，妈妈乳汁分泌会慢慢减少，渐渐地满足不了已经长大的宝宝的需求。如果宝宝每周增加体重从原来的150克降至100克，或者是体重不增，就说明是乳汁不足。此外，如果出现宝宝要奶吃的哭闹时间提前，或夜里本来只起1次夜，现在变成一夜哭闹2～3次，也可以确定是母乳不足了。

母乳不足时，可先加1次配方奶试试。在妈妈觉得乳房不发胀的时候，可给宝宝喂150毫升配方奶，试着连续喂5天。如果5天后宝宝体重增加仍不到100克，就需再加1次配方奶，但不要过量地喂。如果每天喂6次奶，配方奶的量每次不应超过150毫升，日平均体重增长不应超过40克（第5天200克）。如果每天加2～3次配方奶，宝宝日平均体重增加30克左右，就可一直坚持下去。总而言之，随着宝宝需奶量的增加，加喂配方奶的次数也相应增加，但前提条件是，随时称宝宝的体重，看宝宝的表现。

有些宝宝在妈妈给添加配方奶后，就喜欢上了配方奶。因为，橡皮奶嘴孔大，吸吮省力，而母乳流出比较慢，吃起来比较费力，所以宝宝开始对母乳不感兴趣了。这时，妈妈不要随宝宝的兴趣，还应继续母乳喂养。

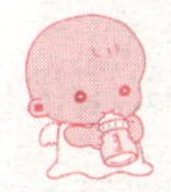

奶粉不适合宝宝怎么办

据专家介绍，新手爸妈心里面必须有这样一个基本的意识：婴儿是不适合频繁转奶的。由于孩子的消化系统发育还不完善，对于不同食物的消化需要一段时间来适应，所以家长万不可让孩子频繁转奶。有的家长以为转奶就是在不同牌子的奶粉之间互相转换，其实相同的牌子，不同的阶段之间的奶粉，或相同牌子，相同阶段，可不同产地的奶粉的变化也都是转奶，因此家长一定要特别小心才是。

1. 转奶不适的症状

如果家长认为宝宝不适合喝之前牌子的奶粉，也可以考虑转换个牌子，可是一定要明确转奶需要一个过程，需要循序渐进。那么如何确定宝宝是否转奶成功了呢？“转奶不适”会表现出什么样的症状呢？

据了解，如果宝宝出现“转奶不适”，一般会出现以下几个表现：拉肚子、不爱吃奶、呕吐、便秘、哭闹、过敏等。其中“拉肚子”最为严重，而“过敏”则表现为皮肤发痒、出红疹，所以家长要一边给孩子转奶一边注意观察孩子的适应状况。

2. 转奶的原则与方法

专家提醒家长，给宝宝转奶最忌频繁：“每种配方奶都有相对应的阶段奶粉，因为宝宝的肠胃和消化系统没有发育好，而各种奶粉配方不一样，如果换了另外一种奶粉，宝宝又要去重新适应，这样容易引起宝宝拉肚子。”转奶要循序渐进，不要过于心急，整个过程可历时1～2个星期，要让宝宝有一个适应的过程。家长要注意观察，如果宝宝没有不良反应，才可以增加，如果不能适应，就要缓慢改变。

此外，转奶应在宝宝健康情况正常时进行，没有腹泻、发热、感冒等，接种疫苗期间也最好不要转奶。

转奶的方法是“新旧混合”：家长要将预备替换的奶粉和宝宝先前饮用的奶粉在转奶时掺和饮用，尽可能在原先使用的奶粉中适当添加新的奶粉，开始可以量少一点，慢慢适当增加比例，直到完全更换。比如：先在老的奶粉里添加1/3的新奶粉，这样吃了两三天后如果没有什么不适应，再老的、新的奶粉各1/2吃两三天，再老的1/3、新的2/3吃两三天，最后过渡到完全用新的奶粉取代老的奶粉。

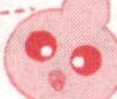

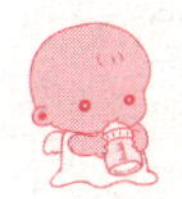

妈妈感冒了怎样喂宝宝

感冒是很常见的疾病，空气中有许多致病菌，当妈妈的抵抗力下降时，就会生病。妈妈患感冒时，早已通过接触把病原体带给了宝宝，即便是停止哺乳也可能使宝宝生病。相反，坚持哺乳，反而会使宝宝从母乳中获得相应的抗病抗体，增强宝宝的抵抗力。当然，妈妈感冒比较重时，应尽量减少与宝宝的面对面接触，可以戴口罩，以防呼出的病原体直接进入宝宝的呼吸道。当妈妈感冒不重时，可以多喝开水或服用板蓝根冲剂、感冒清热冲剂。如果病情较重需要服用其他药物，应该严格按医生处方服药，并防止某些药物通过母乳影响宝宝。

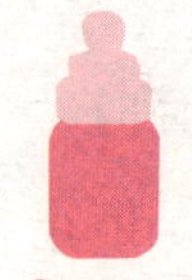

BABY ▸▸▸

日常护理小常识

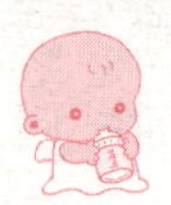

不要给宝宝穿得过厚

我国有句古语，叫作“要叫婴儿安，七分饱来三分寒”。可见古人对于让婴儿保持适当的“寒”是非常重视的。但是，对于现代的不少新妈妈来说，可能由于是初次养育自己的宝宝，也可能是因为对宝宝的过分疼爱，总是给宝宝穿着太多太厚，使宝宝适应自然环境的能力大大减弱，导致体质下降，抵抗力降低。

因为新生儿期的宝宝还没有形成应付外界环境的能力，所以保暖是非常重要的。但到了第3个月，宝宝渐渐增加了饮食，运动量也逐渐增加，新陈代谢比新生儿期旺盛了许多，体内所产生的热量也多了起来。对于这个时期的宝宝来说，运动是发育必不可少的，运动发育可以带动宝宝全身各方面的发育，尤其是脑的发育。因此，宝宝不宜穿得太厚，否则不利于宝宝运动。宝宝穿得薄一些，活动起来就不易出汗，运动停下来时也就不易着凉，也就减少了因着凉而造成的感冒、腹泻等疾病的概率。所以，从这个月起，就要养成给宝宝穿薄衣服的习惯。

由于衣服的布料不一样，不同的季节也有很大差别，所以到底什么是“不厚”也不能一概而论。但是，你可以参考这样一个大致标准，那就是比妈妈少穿一件。同时，在宝宝的日常护理中，最重要的是根据具体情况及时给宝宝增减衣服。比如，当傍晚气温急剧下降，或阴天下雨时，就应换上一件比白天和

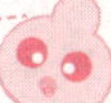

平时稍厚的衣服，如果宝宝热得出了汗，就应该适当脱掉一些衣服。

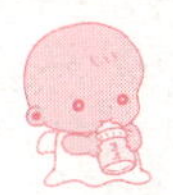

宝宝枕头的选择

现在宝宝进入第3个月了，开始学抬头，俯卧时能用两肘支起上半身，其颈椎出现向前的生理弯曲，躯干生长加快，肩部也增宽了，需要用枕头保持体位舒适。这时的宝宝可以枕1厘米高的枕头。如果是在冬季，宝宝穿了棉衣，就应将头部相应垫高，枕头高度以3厘米～4厘米为宜。家长还要根据宝宝的发育状况，逐渐调整枕头的高度。

此外，婴儿的枕头也不宜过大，枕头的长度应与其肩宽相等或稍宽些，宽度略比头长一点。枕套最好用棉布制作，以保证柔软、透气。枕芯质地要柔软、轻便，透气、吸湿性好。不要给宝宝使用过硬的枕头，因为宝宝颅骨较软，囟门和颅骨缝还未完全闭合，枕头过硬会造成头颅变形。

随着季节、气候变化，枕芯也应更换。婴儿入睡后，头部温度一般比体温低3℃。如果头部温度过高，宝宝会烦躁不安，不易入睡。因此，夏季可用绿豆壳、蚕丝和晒干的茶叶做枕芯，有消暑降温之效。冬季最好选用温暖柔软的木棉、灯芯草、蒲绒、荞麦皮做枕芯。此外，还要注意不要用涤纶、泡沫塑料等原料做枕芯，因为这些材料会引起宝宝头皮过敏。

此外，宝宝新陈代谢旺盛，头部出汗较多，汗液和头皮屑混合容易使致病微生物黏附在枕面上，易诱发面部湿疹及头皮感染。因此，宝宝的枕芯要常晒，枕套要常洗常换，保持清洁。

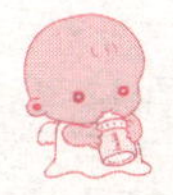

让宝宝睡个香甜觉

到了第3个月，宝宝睡眠时间会明显减少，所以爸爸妈妈一定要保证宝宝晚上的睡眠质量，要在睡前安抚宝宝的情绪，掌握哄宝宝睡觉的方法。

⊙ 安抚宝宝睡前情绪

睡前，爸爸妈妈不要让宝宝太过于兴奋。如果宝宝在睡觉前有一个习惯性的哭闹前奏，就不要立刻给宝宝脱光衣服。在哭闹前奏开始之前就可以做准备，逗他笑，让他心情愉快，然后再帮宝宝脱衣服。

⊙ 哄宝宝入睡的方法

让宝宝入睡可以轻轻地拍拍他的背，但要避免拥抱摇晃；对因不愿入睡而哭闹的宝宝，妈妈可以坐在他的床边，握着他的小手，看着他的脸，跟他说话，轻轻哼歌，或给他讲个小故事，也可以放点舒缓的音乐，直到他入睡。但是需要注意的是，妈妈不要在宝宝刚刚闭上眼睛时就马上起身去做别的事情，因为事实上这个时候有可能宝宝并没有真正睡着，妈妈一走开，他就会醒，这样的过程有过几次后，宝宝就会变得不容易睡着了。

所以正确的做法是，当看见宝宝闭眼睛后，再将刚才的活动延续一会儿，然后不妨坐在宝宝身边找本书看看，一段时间过后再离去，这样做的目的是可以和宝宝之间建立起足够的信任感。

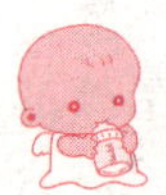

纠正宝宝睡偏头

“睡偏头”的主要原因是刚出生的宝宝头颅骨尚未完全骨化，各个骨片之间仍有成长空隙，加上宝宝的颈部肌肉尚无力转动沉重的头部，当某一方位的骨片长期承受整个头部重量的压力时，其生长的形状就会受影响。新生宝宝出生后如不及时调整睡眠姿势，头部长期偏向一侧，时间久了，头部就会形成左右不对称的状态。

预防和纠正“睡偏头”的方法就是定期更换宝宝的枕头，把枕头放在床头一侧7天，下周把枕头放在床尾，下周再调回来，宝宝睡眠喜欢向光，调动枕头位置可使宝宝变换睡姿，枕头以3厘米～4厘米为宜，使头部不能随意偏向一侧，如此双侧交替进行，就可防治“睡偏头”。

如果2个月以后发现宝宝的头形不对称了，3个月以内赶快调整还来得及，爸爸妈妈不用太着急。

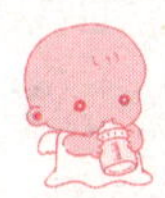

家有“夜啼郎”怎么办

有的小宝宝白天精神很好，可是到了晚上在睡着2～3小时后就哭起来，哭时两眼紧闭，泪流满面，面色多无改变，给吃不张口，哭闹短则十几分钟，长则半小时以上，有的宝宝几乎每天夜里都哭，白天却玩耍如常。

夜间哭闹时，父母有时将其急送医院，宝宝到医院后眼睁开了，对周围环境发生兴趣，不哭了，好像什么事都没有发生。有的宝宝哭了一阵躺下又睡着了，有的打几下屁股，醒来也就不哭了。这种情况往往让全家人不知所措，这个抱不行，那个抱也不行，全家人不知该怎么办。正常的宝宝在夜里偶尔啼哭是不足为奇的，但是，如果反复啼哭并且啼哭的时间延长，严重妨碍了宝宝睡眠，则被称为“夜啼症”。

⊙ 疾病原因

引起宝宝“夜啼”的原因有很多，最常见的有以下几种：

1. 宝宝尿床了或者襁褓裹得太紧。

2. 宝宝口干舌燥、饥饿，要吃东西。

3. 宝宝白天睡觉过多。一般2～5个月大的宝宝一昼夜需睡16个小时，如果白天宝宝睡得过久，夜里就容易哭闹。

4. 憋尿或大便前腹痛。

5. 肠痉挛引起的腹痛。

6. 下半夜哭闹可能由于绦虫引起肛门周围或会阴部瘙痒。

7. 熟睡刚醒，因周围一片漆黑而害怕。

8. 感冒、脐炎、佝偻病等疾病引起的宝宝“夜啼”。感冒是啼哭最常见的原因，缺钙也会造成宝宝“夜啼”。

⊙ 正确做法

首先想办法把宝宝弄醒，有些宝宝清醒后就不哭了。重要的是父母要分清宝宝哭闹是否有病，尤其注意有无外科急腹症。宝宝是否阵发性哭闹，伴有呕吐、面色发黄、大便带血；皮肤是否有皮疹、出血点、虫蚊咬伤、针扎等。腹部检查甚为重要，如果按压腹部时宝宝加重哭泣或拒按，可能有外科情况；如果按摩腹部时宝宝停止哭，可以排除外科情况。手足是否发凉，体温是否高，如一切正常，就不必害怕，不是什么重病引起的哭闹，不必深夜求医。

⊙ 按摩疗法

如果宝宝没有什么重病，则可以尝试下列按摩疗法，父母多给孩子一些爱抚，孩子满足了，就不再哭闹了。

1. 用大拇指从宝宝的拇指指尖处沿拇指外侧推向宝宝的掌跟处，做50 ~ 100次。

2. 由宝宝的无名指指尖沿掌面推向掌跟处，做50 ~ 100次。

3. 沿宝宝的前臂掌面正中，从腕关节推向肘关节，做20 ~ 30次。

4. 从宝宝的腕关节沿前臂大拇指掌侧面向肘关节推30次，并掐掐宝宝手掌面与手腕的横纹中点。

5. 揉宝宝头顶的百会穴（两耳绕过头顶的连线，与头顶前后中线的交会处）20 ~ 50次，自下而上为宝宝捏脊3遍。

6. 揉孩子脚底涌泉穴（脚底正中凹陷处）20 ~ 50次。

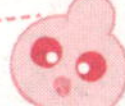

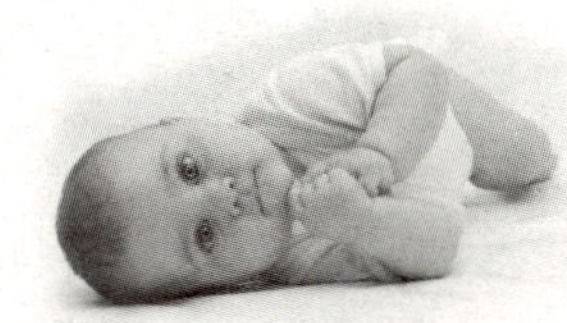

BABY ▸▸▸

可能发生的异常情况

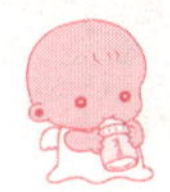

腹股沟疝

腹股沟疝一般在婴幼儿期发生的比较多，而且一般见于男婴。因为男婴的睾丸最初是在腹内，在即将出生前降入阴囊。睾丸经过的从腹内到阴囊的这个通道，一般在出生后就关闭了，但也有闭锁不好的情况。

这样的宝宝到了2～3个月，由于剧烈哭闹或便秘等原因，当腹腔压力增高时，腹腔内的肠管就会顺着这个闭锁不全的通道，穿过腹股沟（大腿根部）降入阴囊中，这就是腹股沟疝。

女婴也有类似的病，肠管及卵巢从腹股沟降至大阴唇。如果是卵巢降下，就会肿成像枇杷树种子一样大的硬块。肠管从通道降下是不会感觉到疼痛的，也不会有任何障碍。即使阴囊肿起或卵巢下降，只要治疗及时也不会影响宝宝的正常发育。

宝宝患腹股沟疝都是有危险的，因为有时肠管在通道中会出现拧绞在一起的情况，这就是医学上所说的嵌顿性腹股沟疝。出现嵌顿性腹股沟疝时肠腔会梗阻，此时宝宝虽然不发热，但常因疼痛而突然大哭起来，怎么哄也不管用。所以，当发生这种情况时，爸爸妈妈应立即打开尿布看一看，如果与平时不同，患病部位肿得非常厉害，而且不能复位，应立即去医院就诊。

如果嵌顿发生时间短，可以用手慢慢推着复位。但如果持续在2～3个小时以上，且出现呕吐，就只有进行手术了。

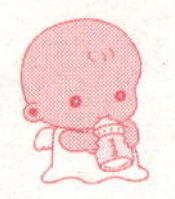

佝偻病

⊙ 佝偻病的症状

佝偻病的早期表现主要是宝宝好哭、睡眠不安、夜惊，即使屋内并不热，宝宝也会常常出汗。由于多汗刺激，宝宝的头经常在枕头上摇来擦去，造成枕后秃发（枕秃）。若不及时治疗，发展严重者就会出现骨骼及肌肉病变，如3个月后的宝宝出现颅骨软化；7～8个月后的宝宝出现方颅、囟门闭合延迟，出牙晚，出现“O”型、“X”型腿；1岁以后的宝宝出现鸡胸或漏斗胸；重度佝偻病患儿还可出现全身肌肉松弛、记忆力和理解力差、说话迟等现象。

⊙ 患佝偻病的原因及解决方法

进入第3个月之后，由于宝宝的生长发育很快，以致造成某些营养素缺乏的现象，如果宝宝缺了维生素D和钙就会得佝偻病，这也是第3个月宝宝比较容易患的常见病。出现这种情况的原因主要有两个方面，一方面，是因为宝宝从母体里带来的钙，在近3个月的生长发育过程中已经差不多消耗完了。另一方面，母乳中虽然有钙，但已经满足不了宝宝的需求。特别是冬季出生的宝宝、早产儿、低体重儿（出生时体重低于2500克）、人工喂养儿或经常患腹泻的宝宝更容易患佝偻病。

所以，爸爸妈妈要随时注意观察宝宝，如果发现宝宝有缺钙现象，马上给补维生素D和钙，不要等到缺失严重了才补。为防止宝宝得佝偻病，爸爸妈妈最好能未雨绸缪，防患于未然。应在天气好的情况下，带宝宝到户外活动，呼吸新鲜空气，吸收一下太阳紫外线，一般活动一个半小时为宜。也可以在医生的指导下让宝宝服用鱼肝油，补充钙剂。

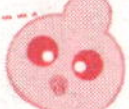

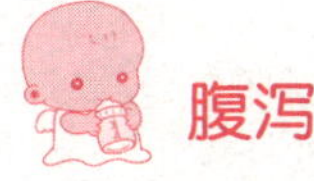

腹泻

宝宝到了第3个月，可能会出现腹泻，其症状主要表现为：大便次数增多，粪便中混有硬块或多少带有黏液等，对于这种情况妈妈也不必过于担心，要仔细分析病因对症处理。

宝宝常见的腹泻原因有进食量过多或次数过多，加重了胃肠道的负担；添加辅食过早或食物品种过多，以及食用过多油腻带渣的食物，使食物不能完全被消化；喂养不定时，胃肠道不能形成定时分泌消化液的条件反射，致使宝宝消化功能降低，等等。另外，由于食物或用具污染，使宝宝吃进带细菌的食物，引起胃肠道感染，宝宝患消化道以外的疾病，如：感冒、肺炎等；环境温度过低、过高，宝宝都可能出现腹泻。

当宝宝出现腹泻时，家长要注意以下几点：

1. 千万不要禁食

宝宝虽然腹泻，可是仍然会消化吸收部分营养素。因此，妈妈应继续给吃母乳的宝宝哺乳，只要宝宝想吃，就可以喂；吃代乳的宝宝每次奶量可以减少1/3左右，奶中稍加些水。

2. 早期发现脱水

当宝宝腹泻严重，伴有呕吐、发热、口渴、口唇发干，尿少或无尿，眼窝下陷，前囟下陷，短期内“消瘦”，皮肤“发蔫”，哭而无泪，这说明宝宝已经开始脱水了，应及时将宝宝送到医院就诊。

3. 做好家庭护理

妈妈应仔细观察宝宝大便的性质、颜色、次数和量，将异常部分留作标本以备化验，查找腹泻的原因。还要注意宝宝腹部的保暖，以减少肠蠕动，可以用毛巾裹腹部或热水袋敷腹部。注意让宝宝多休息，排便后用温水清洗臀部，防止红臀发生，把尿布清洗干净，煮沸消毒，晒干再用。

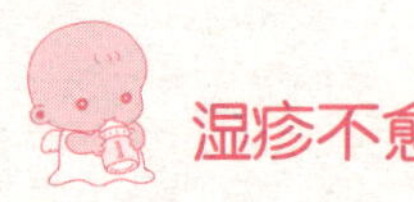

湿疹不愈

如果婴儿生后1个月患了湿疹，又没有照料好，那到了这个月，婴儿的头顶上就会形成一层脂性痂皮，脸上也有同样的痂皮。由于发痒，婴儿不管白天黑夜醒来就会哭闹。

对于这种严重的湿疹，家长要注意，不要随便在家里治疗。这个时期，医生可能会给婴儿服用一段时间肾上腺皮质激素的药物，或者给涂上各种药水。这种湿疹比较严重，迅速治愈是很难的，不过到了一定时候症状就会改善，所以家长不必过于焦躁。

首先，家长一定要注意不要让婴儿用手去挠。

其次，每天要更换枕巾，不要让湿疹感染化脓菌，可以把接触面部的被子部分缝上棉布被头并每天换洗，要单用一个脸盆去洗脸，不要用洗衣服或洗尿布的脸盆洗脸。为了分散婴儿的注意力，可抱着婴儿到太阳晒不到的地方去，让婴儿观赏外面的景物。适度疲劳会使婴儿夜间睡眠质量更好。

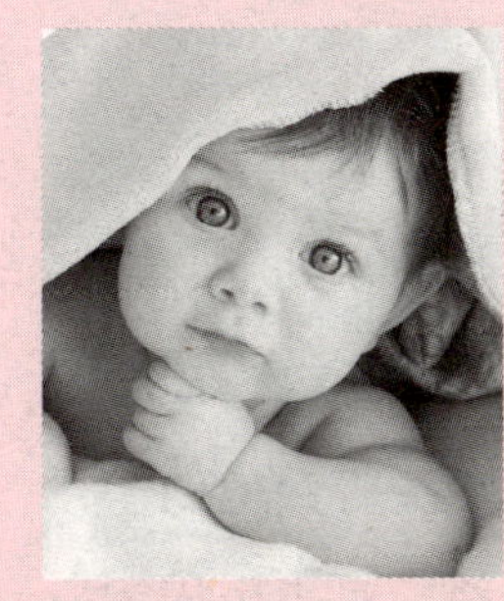

PART 4

第4个月

咿咿呀呀的"小话筒"

宝宝成长备忘录

身体发育情况

宝宝到第4个月末时，后囟门将闭合；头看起来仍然较大，这是因为头部的生长速度比身体其他部位快，这十分正常；他的身体很快可以赶上。这个时期宝宝的增长速度开始稍缓于前3个月。

到满4个月时，男宝宝体重达到4.7千克～8.5千克，身长为58.3厘米～69.1厘米；女宝宝体重达到4.5千克～7.7千克，身长为56.9厘米～67.1厘米。

语言

本月宝宝的喉咙能主动发出"咕咕"声，并且声调能抑扬变化，可维持15～20分钟。开始牙牙学语，发出一连串不同的声音。声音较正常，哭声有力。有人对宝宝说话时，他会微笑、高兴地尖叫、咕咕发声。宝宝这个月已经学会了用各种各样的笑来表达他内心的喜悦和对周围事物的好奇心，他可能会微笑、咯咯笑、大笑、喉底发声，并模仿数种音调。

动作

当宝宝用肘部支撑时可以抬起头部和胸部。这是一个重要的成就，让他获得自由，并根据自己的意愿向四周观看。你会察觉到宝宝自主地屈曲和伸直腿，他会尝试弯曲自己的膝盖，并发现自己可以弹腿。当宝宝俯卧时能抬

头至90度；竖抱时头稳定；扶着腋下可以站片刻；在爸爸妈妈的帮助下，宝宝会从平躺的姿势转为趴的姿势。能把自己的衣服、小被子抓住不放；摇动并注视手中的拨浪鼓；手眼协调动作开始发生；平躺时，会抬头看到他的小脚。趴着时，会伸直腿并可轻轻抬起屁股。他还不能独立坐稳，对小床周围的物品均感兴趣，都要抓一抓、碰一碰。

视觉

宝宝这个月可能已经会跟踪在他面前半周视野内运动的任何物体；同时眼睛协调也可以使他在跟踪靠近和远离他的物体时视野加深。视线灵活，能从一个物体转移到另外一个物体；头眼协调能力好，两眼随移动的物体从一侧到另一侧，移动180度，能追视物体，如小球从手中滑落掉在地上，他会用眼睛去寻找。

情感

宝宝不会对每个人都非常友好，很自然他最喜欢父母，到第4个月时，他会喜欢其他小朋友。如果他有哥哥姐姐，当他们与他说话时，你会看到他非常高兴。如果他听到街上或电视中有儿童的声音，他也会扭头寻找。随着宝宝的长大，他对儿童的喜欢也会增加。相比之下，对陌生人他只会好奇地看一眼或微笑一下。可以看出，他已经开始分辨他生活中的人，毫无疑问，他非常依恋与他最亲密的人。他可能已经学会用手舞足蹈和其他的动作表示愉快的心情；开始出现恐惧或不愉快的情绪。躺在床上自己咿咿呀呀地玩儿，突然，宝宝的动作停下来了，眼珠也不再四处乱看，而是只盯着一个地方，过了一会儿又恢复了正常。宝宝想表达的意思是，我正开心说呀，笑呀，可我玩着玩着突然想起一件事，我愣住想一会儿，可想不太清楚，就接着玩吧。当你抱着宝宝坐在镜子对面，让宝宝面向镜子，然后轻敲玻璃，吸引宝宝注意镜子中自己的影像时，他能明确地注视自己的身影，对着镜中的自己微笑并与他“说话”。

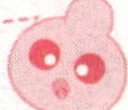

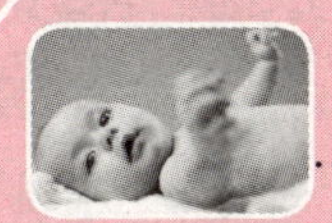

宝宝的营养加油站 BABY

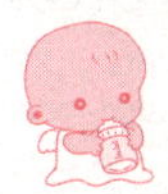

上班族妈妈如何储存母乳

如果你是一个职业女性，生完宝宝休完产假，就必须重返职场了。这种情况下，要想仍然母乳喂养宝宝就要对母乳进行储存。那么怎样储存母乳呢？

⊙ 如何储备母乳

如果是3～5天要喝的母乳可存在冰箱的保鲜室。若要保存得更久一点儿，就得存在冰箱的冷冻室内，如果冷冻室温度在-18℃以下，则可冷冻4个月，但要注意奶水一定要先冷却才可放进冰箱冷冻。

储存母乳一定要用消过毒的干净容器。装母乳不要太满或把盖子盖得很紧，要让容器留点空隙，以防冷冻结冰而撑破容器。有一种专门存储母乳用的密封袋，比奶瓶密闭性强，更方便卫生，妈妈可根据情况选择。储存母乳最好分成小份，每份约60毫升～120毫升，或以自己宝宝一次喂食量为准，这样方便家人喂养宝宝，且不会造成浪费。

⊙ 一天挤多少次奶合适

有些妈妈在上班前先挤好乳汁并储存，还有些妈妈只在前一天预先挤足够的乳汁留给宝宝隔天吃。通常妈妈都在早、晚各挤1次，以备白天不在时有足够的奶留给宝宝，还有些妈妈在喂奶以后，会再挤出30毫升～60毫升的乳汁。

其实挤奶的次数要看妈妈离开宝宝多久而定。通常最好不要超过3个小时再挤奶，如果宝宝刚出生不久且喂的次数较频繁，那么挤奶的次数就要更多才不会有涨奶的痛苦或者溢奶的现象。

如果奶水开始在不适当的时候滴出来时，妈妈可用手臂稍微施力压住乳头1～2分钟，但这种方法不能常用，最好是挤点奶水出来，胸部会慢慢自然调节乳量，不会再有漏奶现象。

⊙ 如何喂储存的母乳

母乳经过冷冻过后会出现沉淀，所以喂宝宝前需轻轻地摇匀。融化冷冻的母乳，需放进流动的冷水里，逐次加入热水直到溶解至与室温相同。千万不要直接放在火上或微波炉内加热，以免破坏养分。

假如宝宝在妈妈下班快到家前就饿了，可以先喂他吃一点儿，等妈妈回来就最好亲自喂宝宝。温热过的奶不可再冷冻。如果停电要赶快把冰箱的奶吃掉或丢掉。

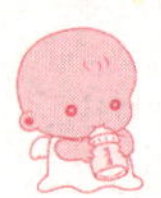

人工喂养的宝宝要控制食量

人工喂养的宝宝，3个月以后的食用量一般每次为180毫升，这一用量是在把喂奶次数从6次改为5次的基础上计算出来的。如果每天喂宝宝6次奶，每次的奶量最好不要超过150毫升。

这个月的宝宝每天的食用量不得超过1000毫升，如果超过这个量，那将会对宝宝的健康不利。食量过大的宝宝常会出现以下两种异常表现：

1. 厌食奶：宝宝厌食奶并不是突然发生的，而是前一两周里奶吃得过多而导致的。

2. 过胖：过胖不但会使人体脂肪组织量增加，而且还会加重心脏负担。由于脂肪组织增加，宝宝的动作就会变得迟缓，站立也会比较晚。

所以，宝宝每天食用配方奶的量不要超过1000毫升。

但是也有一些食量较小的宝宝，比如每次喂150毫升的配方奶，总要剩下

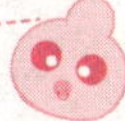

40毫升～50毫升。对于这种情况，只要宝宝精神饱满，精神愉快，总是露出笑脸，腿脚乱蹬，那发育上就没有任何问题，所以家长也不用过于担忧。

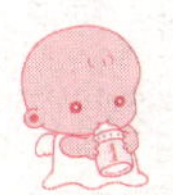

不要把钙粉加在配方奶中

人工喂养的宝宝到了这个月，有些家长就要开始加喂一些钙片或者钙粉，以防止宝宝缺钙。可是有的家长为了喂养宝宝方便、省事，就把钙粉加到配方奶中一起喂，这种做法是不正确的。因为配方奶中的蛋白主要是由酪蛋白、乳蛋白和乳球蛋白组成，其中酪蛋白的含量最多，占配方奶蛋白中的83%。如果喝配方奶时加入钙粉，过多的钙离子就会与酪蛋白结合，使配方奶出现凝固现象。另外，钙还会和配方奶中的其他蛋白结合产生沉淀，特别是加热时，这种现象更加明显，从而影响两者营养素的吸收。所以，给宝宝补钙粉，尽量不要加在配方奶中。此外，一般钙粉的补充可以选择在下午与晚饭前的一段时间较适宜。

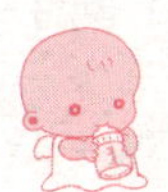

给宝宝适量喂水

4个月的宝宝不仅吃母乳、配方奶，有的还添加了辅食。食物结构的变化，使宝宝对水的需求也增加了。但每天给宝宝喂多少水才合适呢？喂水量没有统一的规定，要因人、因地、因情况适时、适量、合理地给宝宝喂水。

许多妈妈或爸爸认为，宝宝对水的要求大概与成人差不多，这是不正确的。

宝宝的生理构造自有其特点，并不是成人的缩影。婴幼儿的尿液浓缩能力比成人差，利尿速度慢，排酸能力也有限等，这一切实际存在的生理发育情况都是每一个爸爸妈妈应该考虑的。如果是居住在北方，在冬天，由于天气多风、气候干燥，室内温度偏高等因素，宝宝无论多大，都要及时补充水分。特别是在宝宝发热、腹泻、失水过多时，更需要减少食物营养素而多补充水分。只有依靠水的作用降低体温、补充液体，顺利地排泄有害物质，才能缩短病程，尽快恢复宝宝的身体健康。由此可见，饮水对于宝宝来说是非常重要的一件事。但是需要爸爸妈妈注意的是，每次给宝宝喂水时，要本着勤喂、少喂的原则，不要硬性给宝宝规定喝水量，即使宝宝缺水严重也不要一次喂得太多，水温要适中不要太热，以免损坏宝宝的口腔黏膜。

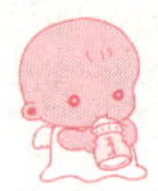

避免宝宝吃“热奶”

专家称，如遇以下几种情况，哺乳期的妈妈可能分泌出“热奶”，最好不要马上给宝宝哺乳。

1. 房事后不可立即哺乳

我国古代的许多医书里都有记载指出，乳母在性生活之后不可立即哺乳。因为乳母在性生活时十分兴奋，中医认为“相火内动”，会影响乳汁的质量，对宝宝不利。实际上，人在喜怒哀乐，情绪变化的时候，体内的代谢是不同于安静状态的，这必然影响到乳汁的质量，此时哺乳不利于宝宝健康。

2. 浴后不宜马上哺喂

大冬天，许多处在哺乳期的妈妈很喜欢洗完热水澡，暖融融地抱起宝宝给他喂奶。但专家认为，妈妈刚洗完热水澡后，并不适宜立即哺乳，因为热水洗浴，体热蒸腾，乳汁也为热气所侵，这时哺喂，“热乳”可能会伤害到宝宝。古代的育儿指南就有明确的规定，认为在上述情况下，乳母应“定息良久”，再“捏去‘热乳’，然后乳之”。

同样，在夏季天气炎热，许多妈妈也会用冷水洗澡，这种情况下，母体的血脉受冷收缩，母乳受冷的影响，其质和量也都可能发生变化。宝宝吃了这样的母乳容易产生不适。

3. 宝宝洗澡之后也不宜马上喝奶

因为这种情况下，宝宝的气息产生变化，气息未定时就喂奶会使宝宝脾胃受损，甚至可能患上赤白痢疾。

所以，凡是洗浴之后，都应当休息一段时间，等气息平定下来再轻揉乳房，然后喂奶，方可保婴儿安全无病。

4. 走得太急不能马上喂奶

一般休完产假，有些妈妈还会继续给宝宝哺乳，而且经常一下班就急急忙忙地往家赶，专家称，这种情况下也会产生“热奶”，建议不要一回到家里就马上给宝宝喂奶，最好歇15～20分钟后再喂。

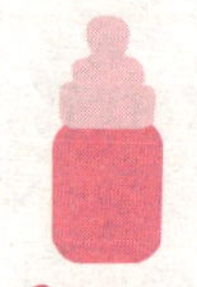

BABY ▶▶▶

日常护理小常识

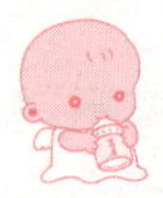

宝宝睡眠时间和规律

从第4个月开始，宝宝白天睡的时间比以前缩短了，而晚上睡得比较香，有的宝宝甚至一觉睡到天亮。一般每天总共需睡15～16小时。由于宝宝在睡眠时间上的差异较大，大部分的宝宝上午和下午各睡2个小时，然后晚上8点左右入睡，夜里只起夜1～2次。

每个宝宝都有自己的睡眠时间及睡眠方式，妈妈或爸爸要尊重宝宝的睡眠规律而不应强求，要保证宝宝醒着的时候愉快地好好玩，睡眠时好好安心地睡。如果宝宝白天睡得比较香的时候，妈妈不要硬把宝宝叫醒喂奶，否则会影响宝宝睡眠导致宝宝烦躁哭闹，同时也影响宝宝的食欲。如果你的宝宝在白天醒着的时间比较长，就应该在宝宝醒着的时候多逗他玩，让他快乐，这样晚上宝宝才会睡得香，而且时间也比较长。但值得注意的是，晚上入睡前不要逗宝宝玩，以免因过度兴奋而影响睡眠。

1. 宝宝自己会选择睡眠姿势

宝宝的睡眠姿势有3种，即仰卧、侧卧和俯卧。由于宝宝在3个月以前还不会翻身，睡眠姿势一般是由妈妈或爸爸来决定的。到了第4个月，由于学会了翻身，就能自己选择睡眠姿势了。一般来讲，发育正常的宝宝都会选择自己最舒服的睡眠姿势。所以，妈妈或爸爸不必强求宝宝用哪一种睡眠姿势，如果看宝宝睡眠的时间较长，只要帮助变换一下姿势就可以了。这种人性化的护理方

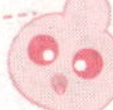

法，可以让宝宝睡得比较舒服，而且睡得深沉。

2. 宝宝睡眠时很容易被惊醒可能是缺钙

一般情况下，大多数的宝宝睡眠时对日常的声音并不敏感，完全可以伴随着父母的说话声、走路声、适度的收音机或者电视机的声音睡得很沉。如果你的宝宝每次睡着后，睡眠时间很短，不足1小时，并且睡着后天气不热，而头发、衣服、枕头照样汗湿，听到一点声音就很快醒来，甚至还会被惊哭，可能是因为宝宝缺钙。遇到这种情况时，妈妈或爸爸应带宝宝到医院检查。

3. 要时刻关注宝宝睡眠时的冷暖

宝宝睡觉时，妈妈或爸爸要时刻关注宝宝的冷暖，特别是冬季和夏季更要注意。

如果是在冬季，可以给宝宝穿上连体的宽松套装，如果使用睡袋，只要给宝宝穿件背心，裹上尿布就可以了。宝宝在里面非常舒适，晚上也不会把毯子或被子踢开。如果是夏季，更不用给宝宝盖什么东西，只要给宝宝穿件背心就可以了。如果天有些凉，可以给宝宝盖一条棉布单子。

如果妈妈害怕宝宝睡觉时过冷或过热，因不好掌握而总放心不下，可以用手摸一摸宝宝的后颈，摸的时候注意手的温度不要过冷，也不要过热。如果宝宝的温度与你手的温度相近，就说明温度适宜。如果发现颈部发凉时，说明宝宝冷了，应给宝宝加被子或衣服。如果感到湿或有汗，说明可能有些过热，可以根据盖的情况去掉毯子、被子或衣服。

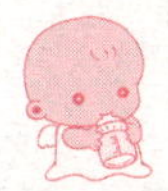

宝宝该戴围嘴了

由于宝宝的唾液分泌增多且口腔较浅，再加上闭唇和吞咽动作还不协调，宝宝还不能把分泌的唾液及时咽下，所以会流很多口水。这时，为了保护宝宝的颈部和胸部不被唾液弄湿，可以给宝宝戴个围嘴。这样不仅可以让宝宝感觉舒适，而且还可以减少换衣服的次数。

围嘴可以到婴儿用品商店去买，也可以用吸水性强的棉布、薄绒布或毛巾布自己制作。但是需要注意的是，不要为了省事而选用塑料及橡胶制成的围嘴，这种围嘴虽然不怕湿，但对宝宝的下巴和手都会产生不良影响。宝宝的围嘴要勤换洗，换下的围嘴每次清洗后要用开水烫一下，最好能在太阳下晒干备用。

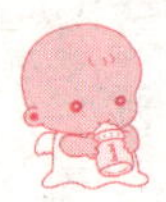

如何为宝宝选购衣服

第4个月的宝宝生长发育比较迅速，活动量也比以前大了许多，所以在给宝宝选购衣服时，应当选择简单、大方、易穿、易脱、舒适、宽松的衣服。同时，还要注意服装的面料和款式。

1. 服装的面料

由于宝宝的皮肤很细腻，一不小心就会受到损伤，所以宝宝的内衣应选择质地柔软、通透性能好、吸湿性强的棉织布料。

如果用化纤布料做宝宝的内衣，布料中的化学成分就会刺激宝宝的皮肤，甚至引发皮炎、瘙痒等过敏症状。宝宝的外衣可适当地选化纤布料，因为化纤布料易洗、易干。此外，鲜艳的颜色可以刺激宝宝眼底神经的发育。

2. 服装的款式

在款式的设计上，要在保证舒适的基础上消除一切安全隐患。尤其是内衣，不宜有大纽扣、拉链、扣环、别针之类的东西，以防损伤婴儿皮肤或吞到胃中。如果用布带代替纽扣，布带也不能太长，以免勒伤宝宝。

进入第4个月后，随着活动量不断增加，宝宝的服装式样也应随之变化。对于上衣来讲可比前几个月时的上衣稍长些，也可以把原来的和尚领改为翻领。

此外，这个月份的宝宝由于活动较为频繁，最好给他穿上下一体的衣服。因为上下一体的衣服更利于宝宝活动。但注意尽量不要给宝宝穿得太厚，宝宝活动出汗多时，要经常给宝宝换内衣。

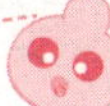

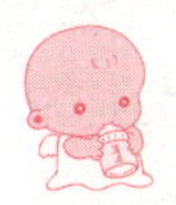

不要过分逗宝宝笑

我们都喜欢逗宝宝笑，看到宝宝笑心里也开心，逗宝宝是件很快乐的事，可是不要过分地逗笑宝宝。婴儿适当地笑，可增进健康，但过分大笑，则会对婴儿的健康不利。

1. 会使婴儿胸腹腔内压增高，有碍胸腹内器官活动。

2. 易造成暂时性缺氧。

3. 进食、吸吮、洗浴时逗笑，容易将食物、水汁吸入气管。

4. 逗笑过度，会引起痴笑、口吃等不良习惯；大笑会引起大脑长时间兴奋，有碍大脑正常发育。

5. 过分大笑还会引起下颌关节脱臼。

所以成年人在逗笑婴儿时，一定要把握好分寸和尺度。

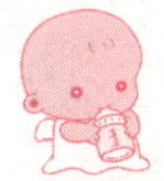

婴儿吃手

依照弗洛伊德的观点，0～1岁为口腔期，婴儿的大多数感受都是从口腔中获得，口腔的满足既是生理的满足又是心理的满足。大约有90%的正常婴儿都出现过吃手这种行为，一般到了八九个月，婴儿吃手的时间和次数会明显减少。

婴儿吃手一部分原因是因为饥饿，但大部分原因是非饥饿性的，这种行为可稳定婴儿的自身情绪，是一种自我抚慰的方式，也可以认为这是婴儿早期的一种探索和学习行为。因此，在这个年龄段，吃手是一种正常的生理现象，不需要纠正。

但如果把孩子的手拿开，引起他强烈的不满，甚至大哭大闹，则应寻找原因，予以矫正：

一是否由于人工喂养时奶嘴孔太小或母乳喂养乳量不足，哺乳时间太短，未能满足孩子吸吮的需要，或孩子饥饿时不能及时喂奶，便以吸吮手作为抑制饥饿的方法。

二是否缺少父母或照看者的关爱，生活单调，觉醒时较长时间处于孤独状态，又缺少玩具，使孩子感到寂寞无聊而以吮手自我抚慰。

只要原因消除，习惯就会得到纠正。强制性地制止婴儿吃手，会使婴儿产生焦虑情绪，反而会促使他更加不停地吃手。因此，建议各位父母一定要“对症下药”。

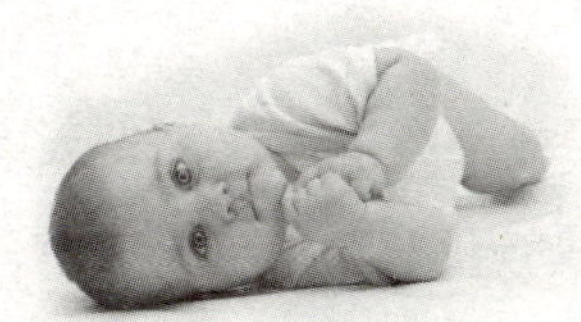

BABY ▸▸▸

可能发生的异常情况

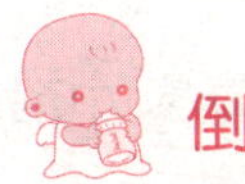

倒睫

倒睫是宝宝常见的一种眼病，易发于3～4个月的宝宝。这是一种睫毛转向眼睛内方的现象。先天性倒睫在出生后就有倒睫，通常在下眼皮。因为睫毛刺到眼球，所以婴儿经常眨眼流泪，若刺伤眼角膜，则眼睛会发红且会怕光。后天性倒睫则发生于成年人，有关病况这里不作详述。

⊙ 防护措施

妈妈不妨每次给宝宝喂奶时，用大拇指从宝宝鼻根部向下向外轻轻按摩下眼皮，使下眼皮有轻度外翻，让睫毛离开眼珠，每次按摩5～10分钟，按摩次数多，向里倒的睫毛自然会慢慢矫正过来。也可以用橡皮膏粘住倒睫下眼皮向下拉下，使下眼皮处于轻度外翻状态，固定面颊部，两三天换一次橡皮膏，如果是较轻倒睫，用这种方法五六次就能矫正过来。

为了减轻宝宝的眼睛刺激症状，防止眼睛感染，平时可点些眼药膏或眼药水。

如果宝宝倒睫比较严重，两三岁还不见好转，就要及时带孩子去医院治疗。

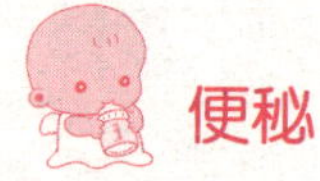

便秘

婴儿便秘，一般是指婴儿大便次数较平日减少，甚至2～3天或更多天不解大便的现象。但在判断孩子是否便秘时，粪便的性状较次数显得更为重要。如果大便为软便，无硬结，即使4～5天一次也属于正常现象，这种情况常见于2～3个月大的母乳喂养婴儿；如果大便次数正常，但粪便干硬，不易排出，每次量少，呈颗粒状，则属于便秘。

一般来说，配方奶粉喂养的宝宝容易发生便秘，这多半是因为配方奶中酪蛋白含量过多，因而致使大便干燥坚硬。为了避免这种情况，可以在奶中加入适量奶伴侣。

按摩腹部是有效防治便秘的方法。可以每天定时在宝宝肚脐周围按顺时针方向，用手掌轻轻按摩，可以刺激肠的蠕动，帮助宝宝顺利排便。

如果用按摩和调节饮食的办法还是不能让宝宝排便，可以用蘸有橄榄油的清洁棉花棒刺激宝宝的肛门处，这种办法一般是很有效的。如果出生4个月以内的宝宝，通过这种办法依然无法排便，就得考虑到医院诊治了。

如果宝宝大便干硬、带有血渍，宝宝排便后哭闹，妈妈要细心检查宝宝的臀部，看看是不是有肛门破裂的情况。如果有，要用温水清洗臀部，然后涂上婴儿油，或请医生治疗。

如果宝宝是因为各种疾病造成的排便困难，那就应该尽早治疗疾病，比如一些消化道畸形，是必须通过外科手术才能治好的，越早医治效果就越好，父母们一定不能掉以轻心。

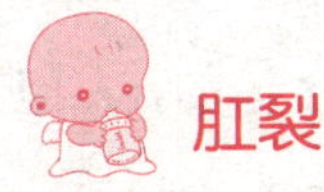

肛裂

肛裂是指肛管齿线以下深及全层皮肤的裂隙。肛裂是婴儿时期的常见病，其病因主要与饮食有关。如配方奶喂养，未及时添加辅食，致使大便干结；排便时用力过猛，坚硬的粪便强行通过肛管时，造成肛管皮肤较深的裂伤。也可因粗糙的卫生纸摩擦，或因患腹泻时大便有力地喷出而致损伤。临床表现为排便时和排便后肛门剧痛，婴儿因此烦躁不安、哭闹不止。

处于生长发育最快时期的婴儿患了肛裂，父母只要及时采取措施，可很快治愈。

1. 要提倡母乳喂养。母乳是宝宝的最佳养料，母乳中主要是乳白蛋白，容易消化吸收，故吃母乳的婴儿，其大便较软。

2. 发现宝宝肛裂后，要增加宝宝的水分摄取。如果宝宝没有吃固体食物，就不要给他喝水。如果他在吃固体食物，就给他吃一些会软化粪便的食物，这可以咨询儿科医生。如果宝宝正在吃含有铁质的维生素或婴儿配方奶，就先暂停。记住做任何改变前都要先向医生咨询。

3. 保持局部清洁卫生。宝宝发生了肛裂，父母应在宝宝每次大便后用柔软的卫生纸轻轻擦干净，之后用1：5000的高锰酸钾（PP粉）温水溶液坐浴10~20分钟，这可起到局部消毒、加速裂口愈合的作用。

感冒

一般来说，4个月左右的宝宝，较为常见的传染病就是感冒。宝宝感冒的原因大都是爸爸妈妈及与宝宝接触的人传染给宝宝的。由于宝宝的抵抗力差，在一般情况下，当患了感冒的妈妈、爸爸或其他人在打喷嚏、鼻子不通气，稍有发热、头痛，自己刚感觉到患感冒的时候，就已经传染给宝宝了。

4个月的宝宝即使患了感冒，也不发高烧，一般烧到37.5℃~37.6℃。由于鼻子不通气，宝宝吃奶就变得困难，常常流稀鼻涕，打喷嚏，有时也咳嗽，但并不十分痛苦。同时，宝宝的食欲也稍有下降。上述症状一般2~3天就好了。到了第3天，最初流出的水样清鼻涕就变成黄色或绿色的浓鼻涕，感冒开始时奶量有些下降的宝宝，这时就恢复正常了。宝宝有时可能在感冒的同时出现腹泻，大便次数增加。即使宝宝多少有点发热，只要很活泼、不嗜睡、不哭闹、不咳嗽，就不要担心患了肺炎。

在宝宝明显表现出感冒症状期间，爸爸妈妈不要给宝宝洗澡，以免再次受凉。如果宝宝吃奶困难，可减少半匙或一匙奶量，也不要硬性喂宝宝，但可继续加果汁。与此同时，还要注意给宝宝随时喂水，以补充体内水分的流失。

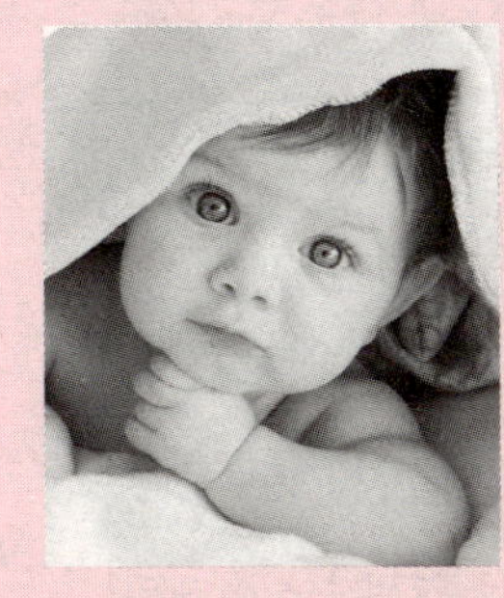

PART 5

第5个月

翻来覆去的小淘气

宝宝成长备忘录

身体发育情况

这段时期的宝宝，眉眼等五官也“长开了”，脸色红润而光滑，变得更可爱了。此时的宝宝已逐渐成熟起来，显露出活泼、可爱的体态，身长、体重增长速度开始较前减慢。

当满5个月的时候，男宝宝体重达到5.3千克～9.2千克，身长为60.5厘米～71.3厘米；女宝宝体重达到5.0千克～8.4千克，身长为58.9厘米～69.3厘米。

语言

现在的宝宝不仅注意你说话的方式，也会注意到你发出的每个音节。他将听到元音和辅音，并开始注意它们结合成音节、词汇或句子的方式。宝宝开始用母语的许多节律和特征咿呀学语，尽管听起来像胡言乱语，可是如果你仔细听，你会发现他会升高和降低声音，好像在发言或者询问一些问题。开始了解“名字”的含义。

动作

在大动作上，仰卧时，四肢伸展，可抬起头部与肩膀，可拉脚至嘴边，吸吮大脚趾。俯卧时，头与胸抬得很高，会如飞机状摇摆、四肢伸展、背部挺起

和弯曲；会双手用力推，膝盖向前缩起。可能以摇摆、翻滚、扭动身躯来移动身子。可从俯卧翻转成仰卧。

仰卧时，则会以脚踢平面来移动身体。很容易就可让人拉着站起来。被人从腋窝抱住时，会站立，而且身体上下动、两脚轮流踏。有人支持时，可坐很久（约30分钟），坐时背脊坚挺，头部能保持挺直。坐着时，手可抓握物品。被拉起时，头和躯干可向前弯，脚可缩至肚子。

在精细动作上，会稍稍显示大拇指与手掌的相对位置，常以大拇指与食指抓物，手掌会稍微翻转。若将摇铃放在宝宝的手上，宝宝会握住玩耍。

视觉

现在的宝宝能辨别红色、蓝色和黄色之间的差异。如果宝宝喜欢红色或蓝色，不要感到吃惊，这些颜色似乎是这个年龄段孩子最喜欢的颜色。在这时，宝宝的视力范围可以达到几米远，而且将继续扩展。他的眼球能上下左右移动注意一些小东西，如桌上的小点心；当他看见母亲时，眼睛会紧跟着母亲的身影移动。

认知

现在，随着宝宝记忆力和注意力的加强，你会注意到一些迹象：表明他不仅在接受一些信息，而且也把它们应用到他的日常生活中。

这一阶段他可以明白一个重要的概念——因果关系。在他踢床垫时，可能会感到婴儿床在摇晃，或者在他打击或摇动铃铛时，会认识到可以发出声音。一旦他知道自己弄出这些有趣的东西，他将继续尝试其他东西，观察出现的结果。

在最初的几个月他认为世界仅仅由他所看见的物体构成，当你离开房间时，他认为你消失了，当你回来时，对他来说你是一个全新的人。同样，当你将玩具藏在衣服下面或者盒子内时，他认为就永远消失了，不会费心去找它。但大约到这个时候，他开始认识到这个世界比他想象得更加有持续性，在每天早上祝贺他的是同一个人，地板上的玩具熊和昨天夜里在床上陪伴他的是同一个，你藏起来的东西实际上没有真正消失。通过捉迷藏的游戏，或者观察他周围的人来来往往，孩子在未来几个月的时间内继续学习认识世界。

宝宝对大人的脸非常有兴趣，抱他时，会用手指戳你的眼睛，会抓你的眼镜。叫他的名字时，能转过头去，朝声音方向寻找。

情绪

宝宝会显露惧怕、厌恶、愤怒等情绪。分辨出镜中的妈妈与自己后，会对镜中影像微笑，“说话”，可能会好玩地敲打镜子。模仿时会皱起眉头，会对人脸及人声微笑。以微笑、发声与人作情感交流，会显露期待之情，挥手上举手臂要人抱。会试着接近小床旁边的人，被抱时会抓紧。也许会学着逗别人，发声打断别人的交谈。大人对宝宝说话时，宝宝会停止哭泣。会表达抗议，抗议大人拿走玩具。与别人玩时，会欢笑嬉闹。

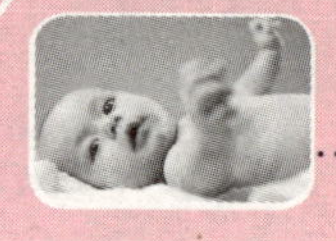

宝宝的营养加油站

BABY

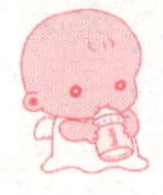

需要添加辅食的信号

可能有些妈妈觉得宝宝还太小，不需要添加什么辅食，单纯地用奶喂养就已经足够满足宝宝的生长需要了。其实，宝宝生长中所需要的铁、维生素、必需氨基酸、矿物质、钙、磷等是可以从奶中获得，可是当宝宝4～6个月以后，为了摄取足够的热量和其他的营养物质（这些营养物质在奶中是没有的，比如锌、维生素C等），并且为他日后的逐步断奶作准备，妈妈就需要给他添加更加丰富的食物了。

⊙ 添加辅食的信号

理论上，添加辅食应在宝宝4个月以上，可是真正在生活中妈妈要根据自己宝宝的情况而定。下面的一些信号可以表明给宝宝添加辅食的时机已经成熟了！

1. 宝宝的颈部开始有力，在有支撑的情况下能坐直，而且头部可以稳定。

2. 开始会咀嚼了。宝宝很喜欢把一些东西放到嘴里，或者可以通过上下颌的张合进行咀嚼活动等。随着宝贝吞咽能力的不断提升，宝贝“口水不断”的现象也减少了。

3. 宝宝对大人吃的东西开始感到好奇，喜欢盯着大人碗里的米饭看，也有可能会去抓，或者在大人把菜、面条等从盘子里夹到嘴里的时候伸手去够，这说明他也想尝尝了。当妈妈把食物放在他的舌头上，他会吞咽下去，并表现出愉快的情绪。

4. 喝奶量大增。宝宝似乎很饿，即使每天吃8～10次母乳或配方奶，看起来仍然很饿，有时还会哭闹，而且宝宝的小便次数也增多了。有时喝过奶没过几分钟就尿一次。

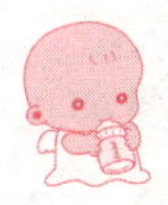

初加辅食时要注意什么问题

乳类食品是婴儿的主要食品，但随着婴儿机体逐渐长大的需要，应及时添加辅食。但由于婴儿消化道嫩弱，如果不根据孩子的月龄大小以及实际需要而添加了过量的辅食，或在婴儿患病时仍照常饮食，都会造成婴儿消化不良和吐泻等现象。所以，在添加辅食时一定要小心，不要任意从事。

1. 初喂宝宝辅食需要耐心

第一次喂固体食物时，有的宝宝可能会将食物吐出来，这只是因为他还不熟悉新食物的味道，并不表示他不喜欢。当宝宝学习吃新食物时，你可能需要连续喂宝宝数天，让他习惯新的口味。

2. 为宝宝进食创造愉快的气氛

最好在你感觉轻松、宝宝心情舒畅的时候为宝宝添加新食物。紧张的气氛会破坏宝宝的食欲以及对进食的兴趣。

3. 尝试了解宝宝进食的反应及身体语言

如果宝宝肚子饿，当他看到食物时会兴奋得手舞足蹈，身体前倾并张开嘴。相反，如果宝宝不饿，他会闭上嘴巴把头转开或者闭上眼睛睡觉。

4. 注意宝宝是否对食物过敏

当你开始喂宝宝固体食物时，要注意观察，宝宝可能会对食物有过敏反应，如起疹子、腹泻、不舒服、烦躁不安等。医生建议每次只添加少量单一种类食物，几天后再添加另一种。这样，若宝宝有任何不良反应，你便可以立即知道是哪种食物造成的了。

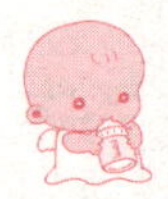

添加辅食的原则

为宝宝添加辅食的目的，就是要补充热能和营养素以满足宝宝生长发育的需要，另外也为日后的断奶作准备。

添加的每一种辅食，对宝宝来说都是一种新的食物，需要慢慢地习惯和适应，因为宝宝的肠胃还非常娇嫩。

添加不好会引起宝宝消化功能的紊乱，出现腹泻、呕吐。因此，添加辅食必须要遵循循序渐进的原则。

所谓循序渐进的原则，一是从少到多逐渐增加，如添加蛋黄，宜从1/4开始，5～7天后如果没有不良反应可增加到1/3～1/2个，以后逐渐增加到1个。二是从稀到稠，也就是食物先从流质开始到半流质，再到固体食物，逐渐增加稠度，比如宝宝5个月以前喝的果汁是经过过滤的，而现在就可以给宝宝吃果泥了。三是从细到粗，开始添加辅食时，为了防止宝宝发生吞咽困难或其他问题应选择颗粒细腻的辅食，随着宝宝咀嚼能力的完善，逐渐增加较大颗粒的辅食。如从青菜汁到菜泥再到碎菜，以逐渐适应宝宝的吞咽和咀嚼能力。四是从一种到多种，为宝宝增加的食物种类不要一下太多，不能在1～2天内增加2～3种。

在添加新的食物时，还应提醒爸爸妈妈注意，4个多月的宝宝，主食还应是母乳或配方奶，辅食只能作为一种补充食品配合着吃。一定要在宝宝身体状况好、消化功能正常时添加。也不能为让宝宝吃更多的辅食，而减少母乳、配方奶的量。

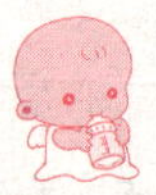

宝宝辅食的营养标准

在给宝宝添加辅食的时候，还需注意辅食的营养，以保证宝宝的饮食营养均衡。在给宝宝做辅食时，应当达到以下营养标准：

1. 含有维生素和矿物质，特别是保证身体正常功能所需的维生素类、铁、钙等。这类辅助食材主要包括蔬菜、水果以及菇类等。

2. 一定要含有碳水化合物群，这是为身体提供热量的主要来源。这类辅助食材主要包括米、面等淀粉类和芋类等。

3. 一定要含有蛋白质群，特别是要含有身体成长所需的必要蛋白质。这类辅助食材主要包括鱼、肉、蛋、乳制品、大豆制品等。

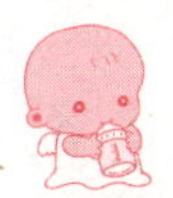

宝宝辅食的种类

进入这个月，宝宝的消化酶分泌逐渐完善，已经能够消化除乳类以外的其他一些食物了。5个月的宝宝可以添加以下一些种类的辅食：

1. 半流质食物：比如米糊或蛋奶羹等，可促进宝宝消化酶的分泌，锻炼宝宝的咀嚼及吞咽能力。

2. 蛋黄：蛋黄含铁高，可以补充铁剂，预防宝宝发生缺铁性贫血。开始时先喂1/4个为宜，可用米汤或配方奶调成糊状，用小勺喂食1～2周后再增加到半个。

3. 水果泥：把苹果、桃或香蕉等水果，用勺子刮成泥状喂宝宝，先喂一小勺，然后逐渐增至一大勺。

4. 蔬菜泥：可以先把土豆、南瓜或胡萝卜等蔬菜进行蒸煮，等熟透后再刮泥喂宝宝，也是先由一小勺，然后逐渐增至一大勺。

5. 鱼类：比如黄鱼、平鱼、马哈鱼等，此类鱼肉多、刺少，便于制作成肉末。鱼肉中所含的磷脂、蛋白质很高，而且细嫩易消化，非常适合宝宝发育的营养需要。可是需要注意的是，一定要选购新鲜的鱼。

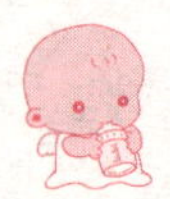

哪些蔬菜水果适合婴儿吃

蔬菜含水量多，是某些维生素和矿物质的重要来源，较多的纤维素可促进消化液的分泌和促进肠蠕动，软化大便。

深绿色叶状蔬菜及橙黄色蔬菜含有较高的维生素C、维生素B_2、胡萝卜素以及矿物质（如钙、铁、磷、铜等），比较适合婴儿食用，比如油菜、小白菜、菠菜、苋菜、莴笋叶、圆白菜、胡萝卜、西红柿等。

新鲜水果也含有一定量的维生素C和胡萝卜素。

水果中的有机酸可以起促进食欲、帮助消化的作用。较适合婴儿食用的水果有：苹果、柑橘、香蕉、桃子、葡萄、梨、芒果、木瓜等。

其中橘子易导致过敏，最好在6个月后添加。水果与蔬菜所含营养成分不尽相同，蔬菜比水果中含有较多的维生素C和纤维素，水果比蔬菜含有较高的易吸收的糖（单糖和双糖），因此，两者不能互相代替，最好每天进食一定量的蔬菜和水果。

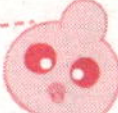

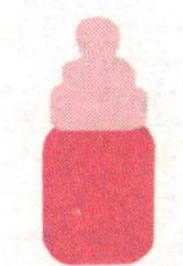

BABY ▶▶▶

日常护理小常识

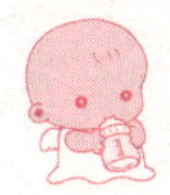

宝宝坠床怎么办

到了这个月，宝宝进入了“翻滚”阶段，有可能发生坠床现象。

坠床会给宝宝带来两方面的伤害，即直接创伤和心理损伤。直接创伤主要指皮肤、肌肉摔伤、关节和骨骼摔伤、脑组织损伤等；心理损伤主要指宝宝在坠地过程中受到惊吓，引起情绪激惹、恐惧、睡眠障碍等症状。

因此，为了宝宝的安全，妈妈们一定要为宝宝准备安全的睡眠环境。

⊙ 减少宝宝坠床伤害

1. 在床边的地板上铺些具有缓冲作用的物品，如海绵垫、棉垫、厚毛毯等，这样即便宝宝坠床了，也不会出现严重损伤。

2. 婴儿床不宜放在有高度落差的地板边缘，否则，万一宝宝不小心摔下床，可能会继续滚落到较低的地板上，又多受一次伤害。

3. 移除婴儿床周边的杂物，尤其是尖锐物品。如果婴儿床附近有家具的棱角（如柜子或桌角），应该在转角上加装软垫，或者用布将尖锐的角包裹起来。

4. 现在的婴儿床一般都装有护栏，如果没有，家长可自己在婴儿床边加装护栏，以避免宝宝不小心跌落。此外，提醒爸爸妈妈们，婴儿床护栏的间隔距离必须小于10厘米，才不会出现宝宝头部被卡住的危险情况。

⊙ 宝宝坠床怎么办

当发现孩子坠床时，家长一定不要惊慌失措，也不能疏忽大意、过于放心，我们应该仔细观察，认真检查，如宝宝无异常反应，则可继续观察；如果宝宝出现异常情况，则应学会救助或送医院检查；如果情况严重，则应立即打120求救。

1. 检查步骤：检查是否有意识，检查是否受伤。另外，当手脚不能动，一碰就疼得哭出来时，检查是否是骨折或脱臼。

2. 出现这些情况时需立即送医院：无意识、引起痉挛、持续呕吐、伤口破裂、大量出血、手脚麻痹。

3. 需要紧急救护的情况：如果宝宝无意识、持续呕吐、痉挛时，不要动他，到救护车来为止让婴儿保持平躺不动；如果宝宝出现呕吐，要让宝宝脸冲侧面躺，避免呕吐物堵塞气管；如果有伤或出血时，检查是否磕出肿包。伤口较大时要用干净毛巾按住伤口。

4. 发现宝宝身上出肿包时，可以用湿毛巾冷敷一段时间。

5. 如果出现这些情况则需继续观察：坠床时孩子大声哭，但会立刻停止，并且情绪无异常；孩子身上磕出包或青一块紫一块，但脸色还不错，情绪也很好。

6. 宝宝坠床后的注意事项：如果宝宝当时没什么症状，但过后常常发呆，脸色渐渐不好，全身无力，还经常呕吐，出现这些症状时家长应马上送孩子到医院。另外需要注意的是，如果孩子摔得很厉害的话，当天不要洗澡，也避免外出及户外玩耍。睡下后，还要时常查看脸色等状况如何。一旦发现异常，就应该送医检查。另外，家长要记得注意安抚宝宝情绪，应及时抱起宝宝，用手安抚宝宝的身体，温柔地跟宝宝说话，转移他的注意力。这样可以让宝宝很快安静下来，避免产生心理问题。

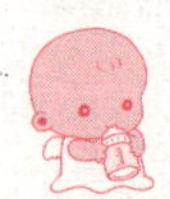

给宝宝洗澡要注意安全

等宝宝长到5个月的时候，他已经能够控制自己的脖子了，这时你完全可

以尝试用大浴盆给宝宝洗澡了。刚开始的时候，宝宝可能有些不习惯，一旦他习惯之后，就会非常喜欢这种新的方式，因为他又有了一个更大的玩耍空间。

在洗澡前，除了注意浴盆里水不要装得太多，并检查一下水温是不是合适之外，还要做些必要的物质准备，比如海绵或毛巾、婴儿浴液、洗发精、尿布和干净衣服等，还应特别准备一个防滑的浴盆垫和防止洗发精流进宝宝眼睛里的护脸罩。

此外，给宝宝洗澡最应该注意的就是安全问题。

为了避免在给宝宝洗澡时出现意外，你最好采取以下预防措施，即把所有要用的东西都放在浴盆边的地上，并把防滑垫放在浴盆里。洗澡时，你也要坐个小凳子扶着宝宝，以免时间长了支持不住。先把护脸罩给宝宝戴上，因为这个月的宝宝还太小，哪怕是最柔和的洗发精也会对宝宝的眼睛产生刺激，再加上此时的宝宝还不懂得自我防护，当水流或洗发精从头上流下来的时候，也不会自动闭上眼或低下头。洗完之后就在原地给宝宝穿好衣服，千万不要把湿漉漉、滑溜溜的宝宝抱到椅子或什么光滑的物体上，以免摔着宝宝。此外，还应注意的是，在整个洗澡过程中，都不要让宝宝一个人待在浴盆里，即便他已经会坐了也不行。

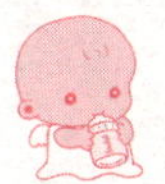

训练宝宝排便

大小便习惯的形成必须通过培养和训练，使宝宝在大小便过程中建立起良好的条件反射。培养排尿习惯可以从这个月开始。但是这一阶段，绝大多数宝宝还是需要使用尿布或尿裤的。也可以根据季节气温来定，夏季炎热的时候可以不用给宝宝裹尿布，以防出现尿布疹。

当宝宝喝完水后，过一会儿就可以把他小便，有时宝宝有尿意但不愿意被大人把着尿，这时你可以采用条件反射法进行训练。让家人用水壶往下倒水，用一个小盆接住水，这样流一段时间，宝宝听到流水的声音，看到流水的情景，就会使劲尿出来。这种办法非常有效，试用一段时间后，就可以掌握宝宝小便的规律，让他适应把便。

也有的宝宝尚未形成规律，需要父母给予更多的关注和照料。许多宝宝在大便前会有一些表现，细心的父母一定会从中发现一些规律。父母一定要有耐心，坚持按照一定时间规律把便，但一定不要强迫，如果宝宝打挺反抗，不肯配合，或超过5分钟宝宝还不肯排便的话，就不要再勉强他了。

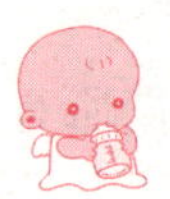

5个月宝宝护理谨防事故

第5个月既是宝宝手的握力增加的时候，也是学会翻身、爬行，甚至会坐的时候，同时也是最容易发生意外的时候，所以在日常护理中爸爸妈妈一定要加倍注意宝宝的安全。

由于宝宝的抓握能力增强，爸爸妈妈一定要特别注意玩具和环境的安全。

1. 千万不要把药品、洗涤用品等物品放在宝宝能抓到、摸到的地方，以防误食中毒。

2. 盛好的热粥、米糊、菜汤等也不要放在宝宝能摸到的地方，以免烫伤宝宝。

3. 这个月宝宝的腿脚力量逐渐增大，应在床下铺上毛毯或地毯，以免宝宝直接摔到地上。

4. 宝宝的床边或床下都不要放置铁制的玩具、电熨斗或暖水瓶等物品，以免发生意外。这样，宝宝即使从小床摔到地上时，就是碰着脑袋也不会有什么大的危险，但如果不慎碰到金属器具等，就会造成不必要的伤害，还有可能终生留下瘢痕。

5. 在天气暖和的时候，许多妈妈爸爸都会用婴儿车推着宝宝到室外玩耍，即使所使用的婴儿车昨天才用过，但今天出门前也必须进行严格的“车体检查”，以免因车子的任何部件，特别是车轴、刹车闸等部位出现故障发生意外。

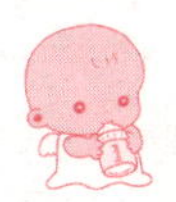

注意宝宝服装的安全性

对于刚刚5个月的宝宝来说，由于还不能有意识地控制自己的活动，所以服装的安全性还是非常重要的。

宝宝长到第5个月时，已经能自己动手往嘴里喂东西，即使抓住衣服上的扣子，也会本能地放进嘴里。因此，给这个月龄的宝宝准备衣服时，最好不要钉扣子，以免被宝宝误食。

如果有的衣服有钉扣子的必要，除了考虑扣子的位置不至于硌伤宝宝之外，妈妈或爸爸还要多费一些心思和时间，经常检查扣子是否牢固。另外，由于同样的原因，宝宝衣服上的装饰物也要尽可能的少，装饰性的小球之类的也一定要去掉。此外，还有一点要格外引起妈妈或爸爸的注意，那就是还要经常检查宝宝的内衣裤上是否有脱下的线头。在众多的宝宝护理实践中，曾经出现过不少典型的例子，不是宝宝的小手被内衣的线头缠伤，就是宝宝的小脚丫被勒伤，更有甚者，男宝宝的阴茎有时会被内裤里的线头勒破、勒伤甚至引发感染。所以，各位爸爸妈妈要将宝宝衣服上的线头进行处理，确保宝宝健康、安全成长。

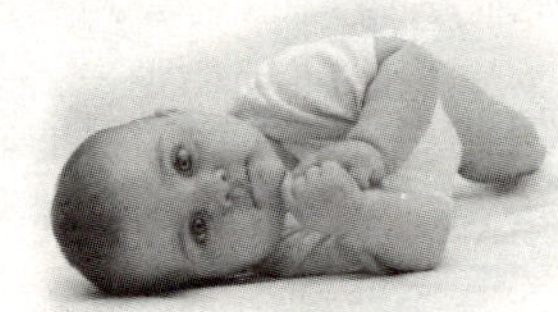

BABY ▶▶▶

可能发生的异常情况

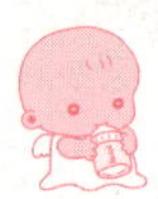

肠套叠

宝宝肠套叠来势凶猛，诊断时间的早晚也决定了医生不同的治疗方法，越早发现治疗，孩子的痛苦就越少，危险性也越小。

所谓肠套叠，是指肠管的一部分套入另一部分内，形成肠梗阻。

肠套叠分原发性及继发性两类。宝宝肠套叠几乎全为原发性（肠道本身无疾病的），尤其是10个月以内的宝宝，正处于需要加辅食的年龄，容易因饮食改变等原因造成肠蠕动不规则，从而导致肠套叠。肠套叠的危险在于，套叠肠管如果压迫时间过长（超过24小时），会使套入的肠管血液循环受阻，可能进一步发生肠坏死，甚至威胁生命安全。

宝宝患肠套叠，必须做到及时发现，及时治疗。可是在家里，家长如何能做到及时发现呢？那就要掌握四个要点，即阵发性哭闹、呕吐、果酱样血便、腹部肿块。

1. 阵发性哭闹

阵发性较有规律的哭闹是肠套叠的重要特点，大多数病儿突然出现大声哭闹，有时伴有面色苍白、额出冷汗，持续约10～20分钟后恢复安静，但隔不久后又哭闹不安。

2. 呕吐

哭闹开始不久即出现呕吐，吐出物为乳汁或食物残渣等，以后呕吐物中可

带有胆汁。如果呕吐出粪臭的液体，说明肠管阻塞严重。

3. 果酱样血便

病后6～12小时，病儿常会排出暗红色果酱样血便，有时为深红色血水，轻者只有少许血丝。

4. 腹部肿块

在肠套叠的早期，当孩子停止哭闹时，可以仔细检查他的腹部，能发现腹部有肿块，向肚脐部轻度弯曲。如果用手摸，可以在他的右上腹或右中腹摸到一个有弹性、略可活动的腊肠样肿块。

以上所说的阵发性哭闹、呕吐、果酱样血便和腹部肿块是肠套叠的四大症状，但不一定会同时出现所有症状。某些孩子可能没有呕吐或便血等症状，但绝大多数病儿都有阵发性哭闹。为了不耽误治疗，家长对阵发性哭闹超过3个小时的宝宝，尤其是出现拉稀、感冒或饮食改变等情况时，应及时到医院就诊。

肠套叠一经发现，必须立即送医，这样会减少孩子的痛苦，避免危险发生。在送医过程中需注意：立即禁食禁水，以减轻胃肠内的压力；不能用止痛药，以防掩盖症状，影响诊断；在途中，家长应注意观察病情变化，如呕吐物、大便的次数、量等，使自己在向医生讲述病情的时候做到尽可能详细。

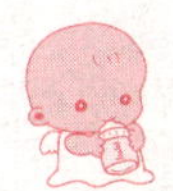

消化不良

宝宝消化不良一直是很多家长头痛的问题，如何让宝宝开心地吃呢？家长可能为此做过多种尝试都没有奏效。营养专家指出了宝宝消化不良的原因以及解决方法。

引起宝宝消化不良主要有以下3个原因：

1. 食物不太容易消化。由于婴幼儿的消化能力差，父母要针对孩子的年龄特点，给孩子吃他能消化吸收并愿意接受的食品。一方面，父母要根据孩子不同的年龄特点，饮食逐渐由流质向半流质（如米汤、糊状食品、稀饭等）以及固体食物（如软饭、面包等）转变。

3个月内的婴儿，其消化液与成人不同，对淀粉的消化能力比较差，需要特别注意；对2岁以下的婴幼儿，所添加的辅食，一定要烂、细、软；对2～3岁的幼儿，食品可以稍微粗一点。

2. 给孩子太多新的食物。比如有的孩子第一次吃虾，觉得味道很好，就一下子吃许多，结果造成消化不良。因此父母在让婴幼儿尝试吃一种新的食物时，要让他慢慢适应。一次的量不能给太多，要逐渐增加，让孩子有个适应过程。

3. 食物搭配不合理。婴儿4个月过后，父母就需要给孩子增加奶类以外的辅食，要注意给孩子营养平衡的饮食。孩子的生长需要各种各样不同的营养，其中包括蛋白质、脂肪、碳水化合物、维生素、矿物质和微量元素、纤维素等营养素。粮食是最基础的，而肉、鱼、奶、蛋、蔬菜、水果等也是身体所必需的。因此，父母需要合理搭配给孩子的食物，做到多样化，避免食物过于单调。

婴儿消化不良是一种常见的症状，除了使用一些有助消化的药物外，良好的饮食习惯和行为也会进一步改善婴儿消化不良的问题。

养成孩子定时定量吃东西的习惯十分重要。如果给孩子太多的零食，一会儿吃糖，一会儿吃饼干，胃里不空，到正常吃饭的时间，孩子就会没有饥饿的感觉。

家长可以通过固定时间、固定地点、特定餐具和话语来让孩子意识到要吃饭了。这是通过条件反射的方式让孩子产生吃饭的意识，让他就意识到“吃饭的时间到了”。

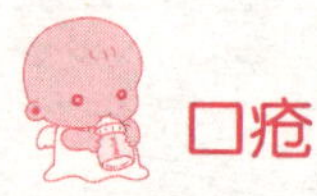

口疮

口舌生疮是宝宝，特别是婴幼儿常见的疾病。中医根据口疮的形状和发生的部位不同，分别叫作“鹅口疮”“口疮”和“口糜”。若发生于口的两角者，又名“燕口疮”。引起口疮的病因是多方面的，病情亦有轻有重，轻者仅影响宝宝乳食的摄入，重者可出现全身不适的症状，所以对宝宝的口疮病应做到尽早发现，并针对不同病因及时治疗护理，在平时还要做好预防。

⊙ 早期发现

宝宝出生后，应经常查看宝宝的口腔，若见舌上布满白屑，其状如鹅口或雪片者，或似奶块而不易擦去者，即是患了鹅口疮病。对先天不足的早产儿，或久病体弱儿，特别是消化不良腹泻的患儿，更需经常查看口腔有无白屑或舌上、口颊两侧黏膜、口唇内侧、齿龈、上腭的咽部有无生疮。若婴幼儿突然不吮奶，不愿饮水，或拒绝喂食，或闻口臭，语音不出，或见流口水等时，要注意查看孩子的口腔是否有口疮。

⊙ 及时治疗

当发现患儿生口疮时，家长也不要太着急，应想办法积极治疗，病情较轻的可以试用以下方法治疗：

1. 单方口服：（1）仙鹤草30克，一日一剂，分多次口服。（2）板蓝根或大青叶15~30克浓煎服，一日一剂分多次服，亦可服板蓝根冲剂。

2. 外用涂局部：（1）柿霜，每日少许涂患处。（2）百草霜、橄榄碳各等份，研成细末，撒患处，每日3次。（3）野蔷薇花露涂拭患处，每日3~4次。（4）养阴生肌散，先用3%双氧水棉球洗患部，再用0.1%雷佛奴尔棉球洗去泡沫，擦干再涂用此药。（5）冰硼散，每日少许，擦于患处，每日5~6次。或用冰硼散药少许加蜜糖，调成糊状，涂布患处亦可。（6）鹅口散，用于幼儿鹅口疮，外用少许涂口，每日3~4次。

3. 西药：（1）维生素B_2碾末口服，每次1片，每日2次。（2）2%~5%碳酸氢钠液，2%硼砂溶液清洗口腔，每日2~3次。（3）对服用抗生素引起的口疮，可用制霉菌素混悬液涂拭患处，一日3次。病重者应赶快去医院诊治。

⊙ 注意预防

1. 注意口腔清洁，保证足够营养，注意补给含维生素B、维生素C的食物，如多吃新鲜蔬菜、水果。

2. 勿使孩子过度疲劳，积极防治常见病、传染病。

3. 注意纠正张口睡眠的不良习惯，因为张口呼吸易使口腔黏膜干燥而引起损伤。

4. 勿吃过烫、过咸、过硬的食物，以免损伤口腔黏膜。

5. 勤喂水，进流食，饮料宜温凉。多饮水可保持口腔湿润防止口腔内细菌感染。注意外用涂药时手要轻，量要少，不然宝宝口腔黏膜娇嫩，易擦破黏膜。

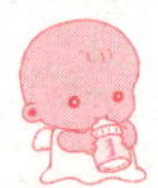

婴儿对眼怎么办

出生数月的婴儿，可能经常会出现对眼的情况。其实人的每个眼珠上有6条肌肉互相牵拉配合，两个眼珠也总是协调转动，注视物体。婴儿的眼球因发育尚未成熟，直径很短，缺乏用双眼注视物体的能力，这样就会出现暂时性的两眼向内斜视，俗称“斗鸡眼”。

对此，父母也不要过于担心。父母们在平时要注意，不要把吸引孩子的东西放得过近或过偏，玩具应放在距宝宝上方40厘米～70厘米处，最好左右均有玩具，而且要变换位置。同时不要让孩子躺在离灯光较近的地方，避免固定地只注意一个目标，这样便可预防“斗鸡眼”的发生。

一般在宝宝满6个月后，双眼视物的能力增强，不会有斜视出现。如果随着宝宝年龄增长，“斗鸡眼”仍未好转，那就要及时到眼科检查治疗了。

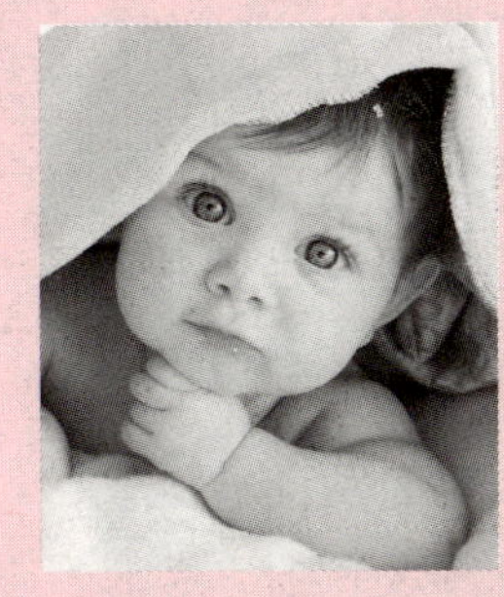

PART 6

第6个月

爱吃脚丫的小家伙 >>>

宝宝成长备忘录

身体发育情况

这个阶段的宝宝，体格进一步发育，神经系统日趋成熟。此时的宝宝差不多已经开始长乳牙了，常是最先长出两颗下中切牙（下门牙），然后长出上中切牙（上门牙），再长出上侧切牙。

当满六个月时，男宝宝体重达到5.9千克～9.8千克，身长为62.4厘米～73.2厘米；女宝宝体重达到5.5千克～9.0千克，身长为60.6厘米～71.2厘米。头围约44厘米，出牙两颗。

语言

宝宝开始将韵母与较多的声母（通常有f、zh、s、sh、z、m、k等）合念了，而且声音大小、高低、快慢有变化。所有发声仍与成熟人声不同，但能控制声音了。牙牙学语、发出兴奋声音的同时，宝宝的动作也多了，而且大多对女人声音有反应。宝宝可通过发声表达高兴或不高兴，会抱怨地“咆哮”、快乐地笑、兴奋地尖叫、会大笑，对大人讲话的不同声调作出不同的反应。

动作

此时的宝宝俯卧时，能用肘支撑着将胸抬起，但腹部还是靠着床面。仰卧时喜欢把两腿伸直举高。随着头部颈肌发育的成熟，这个年龄段的宝宝的头能

稳稳当当地竖起来了，他们不愿意被家长横抱着，喜欢大人把他们竖起来抱。一旦宝宝挺起胸部，你就可以帮助他“实践”坐起。很快他就学会“三脚架”姿势——身体向前倾时伸手支撑，保持上身平衡，逐渐地腰部肌肉发育了，靠坐时，腰能伸直。可能还需要一段时间他才不需要你的帮助自己坐起来。随着身体协调能力的提高，宝宝将发现自己身体的其他部位。仰面躺时，他会抓住他的脚和脚趾，并送入口中；更换尿布时，他会向下触摸生殖器；坐起时，他会拍自己的臀部和大腿。

认知

此时期的宝宝已经能在镜子中发现自己，并与这个新伙伴聊天。照镜子时会笑，用手摸镜中人。能够知道自己的名字，听到叫他的名字会有反应。

这个阶段，宝宝正处在“发现”阶段。随着认知能力的发育，他很快会发现一些物品，例如铃铛和钥匙串，在摇动时会发出有趣的声音。当他将一些物品扔在桌上或丢到地板上时，可能启动一连串的听觉反应，包括：喜悦的表情、呻吟或者导致物件重现或者重新消失的其他反应。他开始故意丢弃物品，让你帮他捡起。这时你可千万不要不耐烦哟，因为这是他学习因果关系并通过自己的能力影响环境的重要时期。

现在，宝宝变得越来越好动，对这个世界充满了好奇心。这个阶段是宝宝自尊心形成的非常时期，所以父母要引起足够的关注，对宝宝适时给予鼓励，从而使宝宝建立起良好的自信心。当他想做一些危险的事情或者干打扰家庭成员休息的事情时，你必须加以约束，然而这时候你处理这个问题最有效的方法是用玩具或其他活动使孩子分心。

情感与社交

这个阶段宝宝除了有些长牙的烦恼外，生活充满了无穷的活力。给他喂奶或换尿布时总是扭来扭去，抱他时他又弓背又弯身，实际上是说“快把我放下，我有别的事情要做”。

此时的宝宝已经有比较复杂的情绪了，高兴时会笑，不称心时会发脾气，父母离开时会害怕、恐惧。所以要注意不要在生人刚来时突然离开孩子；也不能用恐怖的表情和语言吓唬孩子；更不能把自己的情绪发泄到孩子身上，对孩子冷落、不耐烦，甚至打骂。要让你的孩子在快乐中成长，你首先要保持一个良好的心态，因为父母的一言一行对孩子很重要。这时候宝宝出现认生的行为，对许多东西表现出害怕。

这个阶段是宝宝最爱交际的时候，他也许已经学会以伸手、拉人或发音等方式主动与人交往，一定要好好利用。比如可以带他去郊游，见各种各样的人；教他说“您好”，挥手说再见。当你出门或在旁边叫他时，他能意识到自己的名字并把头转过去。当他需要妈妈抱时，不仅会发出声音，而且能有伸开双臂的姿势；当你真的抱起他时，他会高兴地大叫。

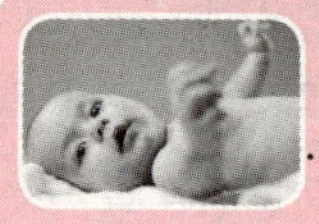

宝宝的营养加油站

BABY

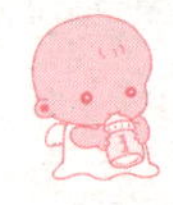

母乳喂养的宝宝

纯母乳喂养的婴儿，如果母亲发现自己在吃饭时，婴儿用手去抓，或用舌头发出“吧嗒吧嗒”的声响，说明可以给婴儿喂一些代乳食物了。

那些5个月前还发现自己奶水很足的妈妈，在接近6个月时突然发现奶水减少。在这种情况下，就必须加喂1～2次，量的多少根据实际情况再添加。

5～6个月，婴儿体重增加应为平均每天15克左右。如果与10天前同一时间测得的体重相比，婴儿体重增加不到150克，就应每天加1次配方奶（180毫升～200毫升）。如果10天体重增加少于100克，每天应加两次配方奶。加完配方奶10天后再测体重，如果接近150克，就可以按照所选择的加奶次数继续喂下去。

对那些早就习惯了喝母乳的婴儿来说，给他喝配方奶恐怕不容易，因为塑料奶嘴实在不是他所喜欢的。这时不妨用勺子喂给婴儿喝，只要婴儿能喝下配方奶，用什么方式喂没有太多讲究。

如果你的宝宝实在是不喜欢喝奶粉，甚至玩命抗拒喝，那你不妨选择鲜奶给婴儿喝。实践证明很多不喝奶粉的婴儿对鲜奶还能接受。但是，有必要提醒妈妈们的是，不管你买的是低温杀菌还是高温杀菌的鲜奶，在给婴儿喂之前都应再煮沸一次。否则，有时会引起未满周岁婴儿的轻微肠道出血。

即便是在母乳充足、婴儿体重增加平均为150克以上的情况下，进入这个月龄的婴儿也应开始逐渐增加一些母乳以外的食品。这时不一定严格按照断奶食谱去做，最好是用家里现有的食品自然地过渡到断乳食品中。

随着断乳食品的增加，母乳的摄入量将逐渐减少。但这个时期婴儿吃的代乳食物量还很少，所以原来的母乳量不应改变。

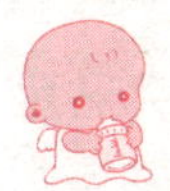

为宝宝辅食添加肉类食品

⊙ 为宝宝添加肉泥、肝泥、鱼泥

从第6个月起，宝宝身体需要更多的营养物质和微量元素，母乳已经逐渐不能完全满足宝宝生长的需要，所以，添加其他食品越来越重要。可以给这个阶段的宝宝吃些动物性食品，也就是肉类食品，比如肉泥、鱼泥、肝泥等。

肉类蛋白中的赖氨酸含量很高，解决了植物性蛋白中赖氨酸不足的问题，而且肉类中所含的丰富胆固醇和脂肪酸是宝宝发育所必需的。

肉类中的脂溶性维生素A、维生素E、维生素K等较为丰富，还含有叶酸、泛酸等水溶性维生素，这些都是婴幼儿健康成长发育不可缺少的营养素。肉类中的铁、锌等矿物质和微量元素在人体中的吸收率和利用率很高。由此可见，肉类食品应当成为婴幼儿食物组成中重要的一味。

肉泥：将肉洗净剁碎，加少量水煮烂，捣成泥状，可加少许盐或调料煮，用小勺喂食，或放入煮烂的粥、面条中混合喂食。

肝泥：将猪肝剁碎，放少许水煮烂，捣成泥状，可加少许盐或调料煮，用小勺喂食，或放入煮烂的粥、面条中混合喂食。

鱼泥：将收拾干净的鱼放入开水中，煮后剥去鱼皮、除去鱼刺后把鱼肉研碎，用干净的布包起来，挤去水分。将鱼肉放入锅内，再加入开水（100克净鱼肉加200克开水），直至将鱼肉煮软即成。

⊙ 喂养肉类食品要注意科学而合理

肉类作为高脂肪、高蛋白食品，过量食用或偏食对人的体质有负面影响，常会引发肥胖、高血压、脂肪肝等慢性疾病。这些疾病在肥胖儿童中也有发生。所以在给宝宝添加和制作肉类食品时也要注意科学而合理。

1. 边喂边观察

观察宝宝有无过敏或其他不适。如果宝宝表现正常，可继续添加其他种类。同时注意观察宝宝的表情和反应，一般情况下健康的宝宝都喜欢吃鱼虾。爸爸妈妈要注意的是，即使宝宝食欲再好也不要过量喂食，以免宝宝消化不良或“伤胃”。还要观察宝宝的皮肤反应和排便情况，如果一切正常，可逐渐增加摄入量。如果宝宝拒绝食用，不要硬塞，应先分析拒食的原因，再对症下药。

2. 不要勉强宝宝

父母要注意，宝宝的进食量要由少到多，不要勉强宝宝。如果宝宝拒食，一定有理由，父母应尽量找出原因。对体质较弱、有挑食习惯、“难喂养”的宝宝要有耐心。不能看到其他宝宝已经能吃很多食物，而且长得很壮，就加大宝宝的饭量，逼迫宝宝吃肉。这种急于求成的做法往往会造成宝宝的逆反和抵触情绪。其实每个宝宝的情况都不相同，而且宝宝的饮食爱好受父母遗传等因素影响，具体应用时应掌握个体化原则。

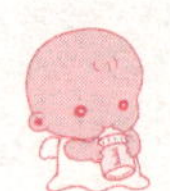

宝宝辅食不可太咸

食盐是婴幼儿发育必不可少的物质之一，也是婴幼儿辅食中的调味品，适当地放些食盐，可使食物味道鲜美，提高宝宝的食欲，只是应注意宝宝的辅食不可太咸。一些家长在给宝宝调剂食物时，常以大人的口味来调剂孩子的日常饮食，让宝宝长期处于被动高盐之中，这对孩子的健康极为不利。

宝宝的肾脏发育尚不成熟，排钠能力弱，不能像成人那样浓缩血液以排出

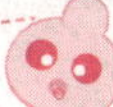

大量溶质，如果吃的食物太咸，就会使血液中的溶质含量增加。肾脏为了排出过多的溶质，就要汇集体内的大量水分来增加尿量。这样一来，不仅加重了肾脏的负担，也会导致身体脱水。同时，婴儿长期吃过咸的食物，使体内钠离子增多，会造成钾离子随尿排出过多，从而易引起心脏、肌肉衰弱。此外，宝宝食盐过多，还会使高血压和动脉硬化等成人疾病提前出现在宝宝身上。

所以，为了宝宝的健康成长，宝宝的辅食不可太咸。

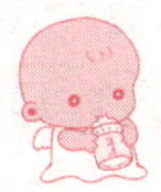

辅食不要以米面为主

一般来说，母乳喂养的宝宝不易发生肥胖。但是开始添加辅食后，如果数量上不加限制，宝宝很快就会变得胖起来。添加辅食后，如果宝宝每天体重增长超过20克，或10天体重增长200克以上，那就要考虑是不是辅食品种和量上有问题。

如果宝宝非常喜欢吃辅食，那就要以肉、蛋、果汁和汤类为主，而不要以米面为主。主食上要尽量让宝宝吃母乳，辅食则多吃水果和蔬菜。

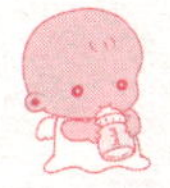

预防宝宝缺铁性贫血

缺铁性贫血是全世界发病率最高的营养缺乏性疾病之一，也是常见的营养缺乏病。为什么生活条件好了，宝宝反而会得营养缺乏病呢？这主要与宝宝饮食结构不合理、挑食和偏食有关。

缺铁性贫血多发于6个月至3岁的婴幼儿，而断奶期喂养不当，未及时补充铁质是其中一大重要原因。宝宝在婴儿时期每天需要铁为0.5毫克～1.5毫克，一般母乳含铁约为1.5毫克/升，配方奶为0.5毫克/升；而母乳中的铁有50%可被吸收。显然如果不通过其他途径补充铁剂，就必然会导致宝宝缺铁性贫血。

患有缺铁性贫血的宝宝如果不及时补铁，可能会出现体力下降、记忆力下降、细胞免疫水平下降、生长发育迟缓等症状，易诱发感冒、气管炎等上呼吸道感染。缺铁还会影响婴幼儿智能发育，使宝宝出现神经精神症状。

缺铁性贫血宝宝大多起病缓慢，症状的轻重取决于贫血的程度和贫血的发展速度。一般缺铁性贫血的宝宝常有烦躁不安、精神不振、活动减少、食欲减退、皮肤苍白、指甲变形（反甲）等表现；较大的宝宝还可能跟家长说自己老是疲乏无力、头晕耳鸣、心慌气短，病情严重者还可出现肢体浮肿、心力衰竭等症状。

如发现宝宝有以上贫血的症状，应立即去医院做贫血检查，不应擅自盲目用补血药，以免延误诊断和治疗。

既然缺铁性贫血对婴儿的影响那么大，作为父母就要帮助婴儿预防缺铁性贫血。

最简单的方法就是让孩子多吃含铁量丰富的食物，提高血色素。这些食物主要有瘦肉、猪肝、蛋黄、海带、鸡肝、紫菜、香菇和豆制品等。

1. 鸡蛋黄

每100克鸡蛋黄含铁7毫克，尽管铁吸收率只有3%，但其食用保存方便，而且还富含其他营养素，所以它是宝宝补充铁的一种较好的辅助食品。

2. 动物血液

猪血、鸡血、鸭血等动物血液里铁的利用率为12%，市场上出售的血豆腐，是预防儿童缺铁性贫血的一种好食品。

3. 动物肝脏

肝脏富含各种营养素，是预防缺铁性贫血的首选食品。每100克猪肝含铁25毫克，而且较易被人体吸收。

4. 芝麻酱

芝麻酱富含各种营养素，是一种极好的婴幼儿营养食品。每100克芝麻酱含铁58毫克，同时还含有丰富的钙、磷、蛋白质和脂肪，可给宝宝加入餐饭中食用。

5. 黄豆及其制品

每100克黄豆及黄豆粉中含铁11毫克，人体吸收率为7%，远较米、面中的铁吸收率为高，所以，要多给孩子吃豆制品。

6. 木耳和蘑菇

铁的含量很高，尤其是木耳，每100克含铁185毫克，自古以来，人们就把它作为补血佳品。此外海带、紫菜等水产品也是较好的预防和治疗儿童缺铁性贫血的食品。

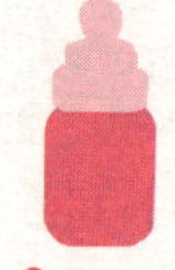

BABY ▶▶▶

日常护理小常识

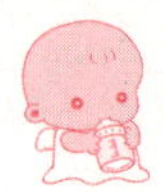

缓解宝宝出牙“难言之隐”

一般情况下，6个月左右的宝宝会萌出第一颗乳牙，2岁半左右萌出全部乳牙，共20颗乳牙。

所有乳牙出牙或者“破龈而出”的过程，对于宝宝和照料者来说都极为痛苦。牙齿从敏感的牙龈黏膜钻出时，非常疼痛，宝宝很可能会烦躁不安、脾气暴躁。

虽然你已经了解宝宝所受的痛苦属于正常情况，但这并不表示你只能眼睁睁看着宝宝受苦。可以试试以下这些建议，它们有助于减轻宝宝在出牙期的不适。

1. 按摩牙龈

用干净的手指轻柔地摩擦宝宝的牙龈，可缓解出牙的疼痛。

2. 冷敷牙龈

让宝宝嚼些清凉的东西不仅有助于舒缓发炎的牙龈，还能转移宝宝的注意力。冰凉的毛巾或冰镇橡皮奶嘴都能起到作用。

3. 巧用奶瓶

试试这个绝招：在奶瓶中注入水或果汁，然后倒置奶瓶，使液体流入奶嘴。将奶瓶放入冰箱，保持倒置方式，直至液体冻结。宝宝会非常高兴地咬奶瓶的冻奶嘴。记得要不时查看奶嘴，以确保它完好无损。

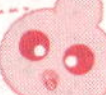

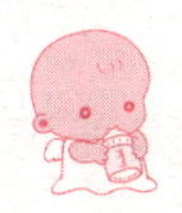

保护好宝宝的乳牙

一般来说，宝宝在6个月左右开始萌出第一颗乳牙。虽然乳牙的萌出早晚，在某种程度上会受到遗传和环境等因素的影响，但出牙迟早与智力无关，并不是说乳牙出得早宝宝就聪明，出得晚宝宝就迟钝。然而，乳牙长得好坏，将对宝宝的咀嚼能力、发音能力，以及后来恒牙的正常替换和全身的生长发育都起着非常重要的作用。所以，从宝宝开始萌出第一颗乳牙开始，妈妈和爸爸就要特别注意宝宝乳牙的护理。

首先，宝宝乳牙萌出的时候很喜欢将手指放入口内吸吮，还会发生咬奶头、咬硬东西的现象。这时，就应该适当给宝宝吃一些如苹果、梨、面包干、饼干等食物，也可以给宝宝准备一个有韧性的安慰奶嘴，让宝宝咬嚼以刺激牙龈，使乳牙便于穿透牙龈黏膜而迅速萌出。

其次，要给宝宝供给适量的营养物质。适量充分的钙质、磷、氟、矿物质及维生素，特别是有助于维持牙床的健康的维生素C。最好能限制含糖量多的食物，一天只能吃1～2次，而且最好是在进餐时与其他食物一起进食，以减少龋齿的诱发因素。同时，也要吃一些易消化又较硬的食物，以促进乳牙的生长。

再次，要从宝宝第一对乳牙萌出开始，餐后和睡前适当饮些白开水以清洁口腔，或用温开水漱口。此外，还需要耐心细致地为宝宝清洁牙齿。将干净的手帕弄湿，把手帕裹在食指上，涂一粒绿豆大小的儿童牙膏。用食指擦宝宝的牙齿及牙龈。对于小宝宝而言，可以换用清水湿润的手帕将牙膏擦干净，对于大一些的宝宝，则可以让他们跟妈妈学习将嘴里的牙膏泡沫吐掉并漱口。

又次，要训练宝宝正确使用口杯，因为宝宝开始长牙后，使用奶瓶会使奶水渗透到牙齿根部，容易引起发炎或病变。训练时，可首先给宝宝一个空塑料杯，让宝宝先熟悉一下，再往杯中加入些清水或配方奶。训练宝宝正确使用口杯并不是一件容易的事，所以，妈妈和爸爸应当耐心细致，持之以恒。

最后，还应随时纠正宝宝如吸吮手指、含奶或含饭在口中入睡等不良习惯，以保证宝宝的乳牙出齐、出好。

除此之外，最好联系一名宝宝牙科医师，如宝宝的牙齿有问题时可以随时请教。等宝宝到了2~3岁后，就应请医师定期做牙齿检查了。

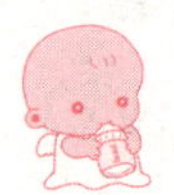

宝宝夜间醒来哭闹有原因

要学会查找宝宝夜间醒来哭闹的原因：

1. 这个月的宝宝对周围事物的兴趣越来越浓，遇到可使宝宝受惊的机会也相应增多，宝宝夜里睡觉时难免会梦见白天受惊时的情景，这样一来就会突然大叫或哭闹起来。

2. 常发生在爱静的宝宝身上。对于爱动的宝宝，白天睡眠时间比较短，夜间自然睡得较沉；但对于不爱动的宝宝来说，由于白天运动过少而睡觉较多，而且晚上睡得也早，这样的宝宝夜间肯定睡不安稳。如果你的宝宝每晚哭闹频繁，就需要检查一下宝宝白天是怎样度过的。如果属于上述情况，就应该逐步改变宝宝的睡眠规律。

3. 白天周围的环境过于嘈杂，或者遇到长时间外出或旅行时，宝宝常在夜间醒来哭闹。同时，每天晚上睡觉以前，宝宝尤其容易兴奋，妈妈或爸爸不要与宝宝做比较激烈的游戏。

4. 可能是由于接种疫苗时引起的。有的宝宝在预防接种时因打针受到了惊吓，不仅白天哭闹得特别厉害，而且夜间也会常常突然大哭起来，如果出现这种情况，多半是因为夜里又梦见自己在打针。这时，就需要妈妈和爸爸平时多给宝宝一些爱抚，多做一些快乐的游戏，特别是宝宝接种完疫苗后，更应多多地爱抚，把宝宝的情绪调整好。

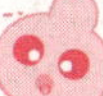

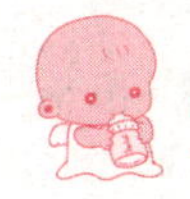

宝宝醒得太早怎么办

对于成人来说，每天早起可能算是一个好的习惯，因为早起后可以到外面锻炼一下身体。但是，如果你有一个刚刚6个月的宝宝，每天早晨五六点钟，在你睡意正浓的时候突然醒来，你会有什么感受？又将会采取什么办法克服宝宝早起呢？最好的办法就是不加理睬，在宝宝清晨发出第一声啼哭时不妨让他稍微等待一下，如果不是大哭尖叫，就可以慢慢地加长等待的时间，或许宝宝能翻个身再睡或乖乖地自我娱乐一番。

如果以上办法不见效，可以试试下面的方法。

1. 隔绝噪声。如果宝宝房间面对的是人来人往的大街，睡前一定要关紧窗户，以免早晨的噪声惊醒宝宝。当然，最好是给宝宝换一个不会被噪声干扰的房间。

2. 避免晨光直射进来。如果宝宝对光线特别敏感，所以天一亮就会醒来，你就该把宝宝的卧室弄得暗一些。例如加装窗帘或百叶窗等隔离光源，不要让早晨的阳光直接照进家中。如果这个办法也不起作用，就干脆让阳光照进来，但不要太强，再给宝宝的小床上放上些安全的玩具，让早起的宝宝一睁眼就看到玩具，这样就不会哭闹了。

3. 延迟早餐。如果宝宝已经习惯了每天早上五六点喂奶或吃辅食，肯定一到这个时间就会醒来。这时，你就应该调整宝宝的喂奶和吃辅食的时间，也就是将早餐时间尽量延迟。因为宝宝对调整的时间要有一个适应过程，所以调整时要慢慢地来，过一段时间之后，宝宝就可能醒得晚一些了。

4. 控制白天睡觉时间。每一个宝宝每天需要的睡眠时间基本是一定的，在这个月龄时可以每天睡15小时左右。宝宝如果白天睡得太多，晚上自然就睡得少。所以，可以适当控制宝宝的睡眠时间，在不让宝宝过于疲惫的基础上，让宝宝白天睡得少一点。还有一种类似的办法，那就是适当延长宝宝白天两次睡眠之间清醒的时间。比如有些爱早起的宝宝，在醒来1～2小时后往往要睡个回笼觉，这时你可以尝试延缓宝宝再度入睡的时间。这个办法也同样要慢慢地来，从每天延长10分钟一直可延长到1个小时。总之，以上两个办法的关键就是让宝宝白天睡得相对少一些，这样可以延迟宝宝早上醒来的时间。

5. 晚上晚点睡。这个办法的道理基本上和控制白天睡觉时间一样。采用这个办法时，你可以从每天让宝宝推迟10分钟睡觉，一直到把宝宝睡觉时间延迟近1小时，只要睡得晚了，早上起得必然要晚，时间一长宝宝早起的毛病就可以克服。

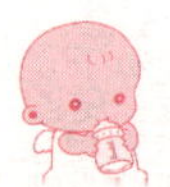

给宝宝准备合适的鞋

虽然这个月的宝宝还不会走路，可是由于此时的宝宝活动能力逐步加强，特别是脚部的活动，比如蹬腿、踢腿等动作比以前明显增多了，为了避免宝宝脚部皮肤的摩擦，保护娇嫩的脚指甲，给宝宝准备一双合适的鞋是非常有必要的。

那对于宝宝来说，什么样的鞋才是合适的呢？所谓合适的鞋，首先应根据宝宝不会走路的特点出发，要选择那些具有透气性的用布料或真皮等材质制成的，鞋子要轻便，鞋底不但要柔软而且要有弹性，最好是你用手隔着鞋底都能摸得到宝宝的脚趾。而那些用塑胶材料制成的，或者有坚硬外壳的皮鞋都是不适合的。此外，宝宝的鞋最好选择稍微宽松一点的，鞋的长度最好以在脚跟处能容下一手指为宜。鞋的宽度应以脚部最宽的部分能够稍加挤压为宜，如果尚能挤压，宽度就足够了。为了给宝宝的小脚丫留下发育的空间，家长千万不要给宝宝穿太小、太紧的鞋子。

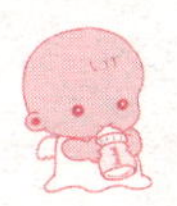

不要给宝宝掏挖耳朵

每个父母都希望把宝宝打扮得干干净净的，注意给宝宝洗澡、换衣服。但同时，一些父母还经常给孩子挖耳屎，认为耳屎是耳内的废物，要及时清理才对。但这种做法却是不恰当的。

耳屎，在医学上称为“耵聍”，是外耳道耵聍腺分泌的黏液状物质，它可黏附进入外耳道的灰尘及局部皮肤代谢产生的脱落细胞等，因而我们看到的耳屎不单纯是耵聍腺的分泌物。耵聍对人的耳朵有一定的保护作用，比如它可以覆盖在外耳道皮肤表面，防止皮肤干裂和黏附灰尘，预防感染，还可防止小虫进入耳内，缓冲噪声，保护鼓膜，而且万一耳道进水，它还可以起到防水作用。

婴幼儿的耳道尚未发育成熟，大多数呈扁平缝状，皮肤又娇嫩。如果妈妈在给宝宝掏耳时稍有不慎，轻则会掏伤宝宝的皮肤引起感染，重则可捅破鼓膜导致宝宝听力丧失。因此，对宝宝的耳屎不要轻易掏挖。耳屎一旦多了，往往会随咀嚼、张口或者打哈欠等动作而自行脱落、排出。如果宝宝的耳屎形成硬块，或误进杂物，要及时去医院请医生处理，父母不要擅自处理。

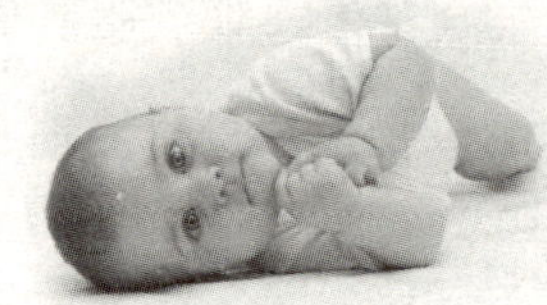

BABY ▶▶▶

可能发生的异常情况

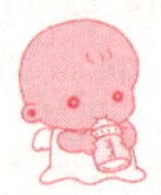

婴儿咳嗽

常言道，十个宝宝九个咳！因为宝宝的呼吸道还很脆弱，发育也不完善，所以一有什么风吹草动，宝宝往往就会出现呼吸系统的疾病。从医学的角度讲，宝宝的咳嗽是为了排出呼吸道分泌物或异物而发生的一种机体防御反射动作。也就是说，咳嗽是宝宝的一种保护性生理现象。但是如果咳嗽得过于剧烈，影响了饮食、睡眠和休息，那么它就失去保护宝宝的意义了。

刚出生的宝宝就出现了咳嗽，应该小心吸入性肺炎、肺脏先天发育异常等疾病。年龄较大的宝宝咳嗽一般多见于呼吸道感染。

如果宝宝早晨起来咳嗽，多半是慢性疾病，诸如上呼吸道的慢性炎症、慢性支气管。如果宝宝是在夜间咳嗽，那有可能是百日咳、急性痉挛性喉炎等疾病。

无论怎么样，宝宝咳嗽时都不会很舒服，所以妈妈应该及时带宝宝到正规的医疗机构就诊。

在宝宝刚开始出现咳嗽症状时，妈妈们也可以用以下方法对待宝宝咳嗽。

1. 夜间抬高宝宝头部

如果宝宝入睡时咳个不停，可将其头部抬高，咳嗽症状会有所缓解。头部抬高对大部分由感染而引起的咳嗽是有帮助的。因为平躺时，宝宝鼻腔内的分泌物很容易流到喉咙下面，引起喉咙瘙痒，致使咳嗽在夜间加剧，而抬高头部可减少鼻分泌物向后引流。还要经常调换睡的位置，最好是左右侧轮换着睡，有利于呼吸道分泌物的排出。

这里还要提醒一下各位父母，咳嗽的宝宝喂奶后不要马上躺下睡觉，以防止咳嗽引起吐奶和误吸。如果出现误吸呛咳时，应立即取头低脚高位，轻拍背部，鼓励宝宝咳嗽，通过咳嗽将吸入物咳出。

2. 水蒸气止咳法

咳嗽不止的宝宝在室温为20℃左右，湿度为60%～65%左右的环境下症状会有所缓解。如果宝宝咳嗽严重，可让宝宝吸入蒸汽；或者抱着宝宝在充满蒸汽的浴室里坐5分钟，潮湿的空气有助于帮助宝宝清除肺部的黏液，平息咳嗽。

3. 热水袋敷背止咳法

热水袋中灌满40℃左右的热水，外面用薄毛巾包好，然后敷于宝宝背部靠近肺的位置，这样可以加速驱寒，能很快止住咳嗽。这种方法对伤风感冒早期出现的咳嗽症状尤为灵验。

4. 热饮止咳法

多喝温热的饮料可使宝宝黏痰变得稀薄，缓解呼吸道黏膜的紧张状态，促进痰液咳出。最好让宝宝喝温开水或温的配方奶、米汤等，也可给宝宝喝鲜果汁，果汁应选刺激性较小的苹果汁和梨汁等，不宜喝橙汁、西柚汁等柑橘类的果汁。

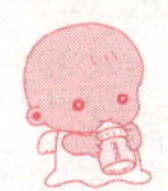

中耳炎与耳垢湿软的区别

6个月的宝宝白白嫩嫩、胖乎乎的实在可爱。由于宝宝的头已经能够支撑了，所以爸爸妈妈才有机会看清楚宝宝耳朵里面的状况。如果发现宝宝的耳垢不是很干爽，而是呈米黄色并粘在耳朵上，妈妈就会担心宝宝是否患了中耳炎。

其实，还有一种情况叫作耳垢湿软，而中耳炎和耳垢湿软是有区别的。

患中耳炎时，宝宝的耳道外口处会因流出的分泌物而湿润，但两侧耳朵同时流出分泌物的情况很少见。并且，流出分泌物之前宝宝多少会有一点儿发热，出现夜里痛得不能入睡等现象。

而天生的耳垢湿软一般不会是一侧的。耳垢湿软大概是因为耳孔内的脂肪腺分泌异常，不是病。一般来说，肌肤白嫩的宝宝比较多见。宝宝的耳垢特别软时，有时会自己流出来，妈妈可用脱脂棉小心地擦干耳道口处。但千万不可用带尖的东西去掏宝宝的耳朵，以免碰伤耳朵引起外耳炎。一般有耳垢湿软的宝宝长大以后也仍然如此，只是分泌的量会有所减少而已。

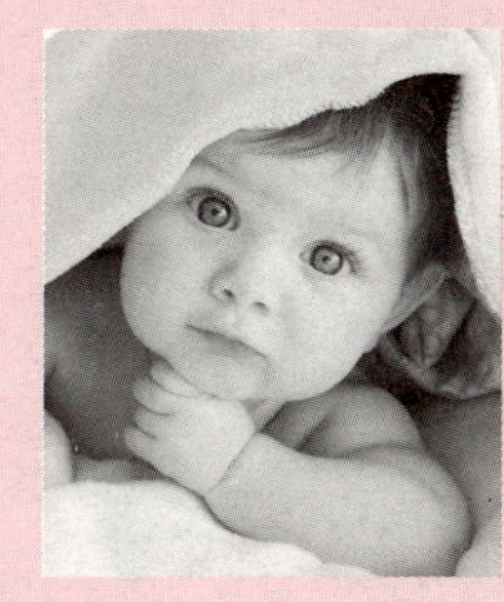

PART 7

第7个月

用腹部爬行的“小战士”

宝宝成长备忘录

身体发育情况

这个时期的宝宝，身体发育开始趋于平缓。如果下面中间的两个门牙还没有长出，这个月也许就会长出来。如果已经长出来，上面当中的两个门牙也许快长出来了。

当满7个月时，男宝宝的体重可达到6.4千克～10.3千克，身长为64.1厘米～74.8厘米；女宝宝体重可达到5.9千克～9.6千克，身长为62.2厘米～72.9厘米。

到本月一些宝宝已经长出2～4颗牙齿。

语言

此时家长参与孩子的语言发育过程更加重要，这时宝宝开始主动模仿说话声，在开始学习下一个音节之前，他会整天或几天一直重复这个音节。能熟练地寻找声源，听懂不同语气、语调表达的不同意义。现在他对你所发出的声音的反应更加敏锐，并尝试跟着你说话，因此要像教他叫“爸爸”和“妈妈”一样，耐心地教他一些简单的音节和诸如“猫”“狗”“热”“冷”“走”等词汇。尽管至少还需要1年左右的时间，你才能听懂他咿呀的语言，但周岁以前孩子就能很好地理解你说的一些词汇。

动作

如果你把他摆成坐直的姿势，他将不需要用手支持而仍然可以保持坐姿。宝宝从卧位发展到坐位是动作发育的一大进步。当他从这个新的起点观察世界时，他会发现用手可以做很多令人惊奇的事情。他可能已经学会如何将物品从一只手转移到另一只手、从一侧到另一侧的转动并反转。翻身动作已相当灵活了。这时候孩子尽管还不能够站立，但两腿能支撑大部分的体重。扶着掖下时能够上下跳跃，坐在桌子边时会用手抓挠桌面，可以够到桌上的玩具，会撕纸，会摇动和敲打玩具，两只手可以同时抓住两个玩具。

认知

此时的宝宝，玩具丢了会找，能认出熟悉的事物。对自己的名字有反应。能跟妈妈打招呼了，会自己吃饼干了，出现认生的行为，对许多东西表现出害怕。能够理解简单的词义，懂得大人用语言和表情表示的表扬和批评；能记住离别一星期的熟人 3 ~ 4 人；会用声音和动作表示要大小便。

情感与社交

此时的宝宝已经能够区别亲人和陌生人，看见看护自己的亲人会高兴，从镜子里看见自己会微笑，如果和他玩藏猫儿的游戏，他会很感兴趣。这时的宝宝会用不同的方式表示自己的情绪，如用哭、笑来表示喜欢和不喜欢。这个时期的宝宝能有意识地较长时间注意感兴趣的事物，宝宝仍有分离焦虑的情绪。

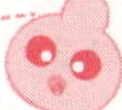

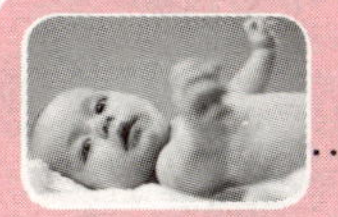

宝宝的营养加油站

BABY

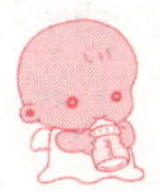

宝宝的食物要注重营养

从这个时期开始进入断乳期。然而爸爸妈妈们需要注意的是，添加的辅食不应当是以碳水化合物为主的米粉面糊，而应当是以蛋白质、维生素和矿物质为主要营养素的食品，包括肉、蛋、蔬菜及水果，其次才是碳水化合物。因此，如果父母们把喂了多少米粉、多少粥或多少面条来作为添加辅食的标准则是错误的。奶和米面相比较来说，其营养成分要高得多，如果因为吃了小半碗粥，就使宝宝少喝了一大瓶奶，那是不对的。

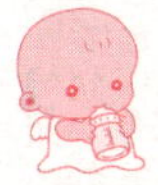

补充含锌的食物

6个月内宝宝的免疫力主要来源于母乳，6个月后母乳为宝宝提供免疫力显得有些力不从心，从辅食中获得免疫力，对宝宝来说很必要，它会使宝宝的免疫系统更完善。

锌是人体内很多重要酶的构成成分，对生命活动有催化作用，它可以促进宝宝生长发育与机体组织再生，帮助宝宝提高自身免疫力，并参与维生素A的代谢。因此，锌有“生命的火花”之称。

人体正常含锌量为2～3克。绝大部分组织中都有极微量的锌分布，其中肝脏、肌肉和骨骼中含量较高。锌是体内数十种酶的主要成分。锌还有促进淋巴细胞增殖和活动能力的作用，对维持上皮和黏膜组织正常、防御细菌、病毒侵入、促进伤口愈合、减少痤疮等皮肤病变及校正味觉失灵等均有妙用。

6个月内吃母乳的宝宝不易缺锌，6个月以后宝宝活动量加大，出汗量增多，锌就容易随汗液流失，宝宝易出现缺锌的症状，如头发枯黄、食欲不佳等。

锌的摄入可以抑制宝宝对铜和铁的吸收，当锌和铜比例大于10：1时，会导致宝宝缺铁性贫血；钙是我们平常饮食中摄入得最多的阳离子，钙含量高会损害小肠对锌的吸收，钙的含量超过锌的50～100倍时会影响锌的吸收，宝宝每天钙摄入200毫克时，对人体锌的吸收和平衡并没有任何影响。

所以妈妈不要盲目地补锌补钙，而是要让宝宝的饮食均衡，这样才会使各种营养比例适中。

血清中的铅、铜含量高，则锌就会低；但锌能抑制铅在宝宝肠道的吸收，预防宝宝铅中毒。

锌还是大脑细胞成长的一个重要的原材料，可以增强大脑细胞的活力，维护宝宝大脑正常功能。因此，妈妈们在平时可以给宝宝多吃一些含锌量较高的食物。含锌较高的蔬菜有：黄豆、扁豆、茄子、大白菜、白萝卜、金针菜、菠菜、芥蓝、茴香菜等；含锌较高的坚果有：核桃、花生；水果中以苹果的含锌量为最高；牡蛎、牛肉、动物肝脏、蛋、鱼中也含有较高的锌。

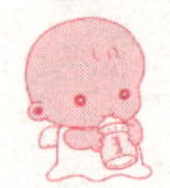

宝宝吃点“脂肪”有益健康

随着生活水平提高，家长们已不再担心孩子营养不足，而是时刻警惕宝宝发胖，怕宝宝长成“小胖墩”。于是，家长们让宝宝远离脂肪，少吃脂肪。其实，脂肪对儿童的发育起着十分重要的作用，若摄取不足将带来许多不良后果。

营养学上把脂肪称为脂类，它包括脂肪和类脂，类脂又包括磷脂、胆固醇等。无论是脂肪还是类脂，都是人体生长发育和维持身体机能的重要脂肪物质，可以保护人的内脏，维持体温，提供能量和人体必需的脂肪酸，促进脂溶性维生素如维生素A、维生素D、维生素E、维生素K以及胡萝卜素等的吸收。脂类还是构成生物膜结构的基本原料，起着组成细胞、保持神经组织正常的功能。

脂肪不足，必然会导致供能不足，影响生长发育。性器官和大脑以及其他重要器官的发育，都需要足够的脂肪。脂肪不足，会导致女婴性发育迟缓，导致宝宝智力发育不良，各器官功能发育不全，以及体重下降，抵抗力低下等。另外，饮食中脂肪不足，脂溶性维生素吸收下降，可导致维生素不足或者缺乏。

脂肪是宝宝生长发育不可缺少的营养素，所以家长应该让宝宝摄取适量脂肪。

⊙ 摄入含不饱和脂肪酸的食物

脂肪的来源可分为动物性脂肪与植物性脂肪两种。动物性脂肪包括猪、牛、羊油及肥肉、奶油等，虽是脂溶性维生素，但其不饱和脂肪酸的含量较少，不易消化。植物性脂肪的不饱和脂肪酸含量较多，是必需脂肪酸的很好来源，而且容易消化吸收。因此，在调配宝宝膳食时，应该多选择含不饱和脂肪酸较多的植物脂肪。

宝宝在6个月以内，以乳类为主要食品，尤以母乳喂养为好。6个月以后，应逐渐增加辅食。给宝宝的辅食要以植物油制作，并适当添加蛋类、鱼类及瘦肉等优质动物性食品，因为这些食物脂肪含量低，不饱和脂肪酸含量较多。

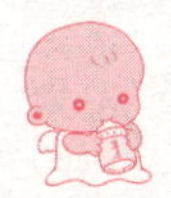

不要嚼饭喂宝宝

过去，有的老人在喂宝宝吃饭时，习惯于自己先把饭菜嚼碎后，再喂给宝宝吃。认为这样，一来可以避免饭菜烫着宝宝；二来可以帮宝宝嚼碎食物，有助消化。可能不少老人现在还是这样认为的。其实这样做是不对的：

第一，病从口入，食物经大人的口咀嚼后喂给宝宝，很容易将大人口腔中的细菌、病毒传染给宝宝。也许老人会说自己身体好好的，没有病，这种认识也是片面的，身体好并不等于口腔中不含有致病菌，只不过有的人抵抗力强，没有发病而已。而宝宝的抵抗力相对较弱，一旦各种病菌乘虚而入，就会使宝宝生病，给宝宝也给家人带来痛苦和损失。

第二，大人替宝宝咀嚼助消化这种观点也是错误的，相反，锻炼宝宝自己的咀嚼能力才真正有助于宝宝的消化吸收。据调查，农村宝宝的牙齿普遍比城市宝宝的牙齿整齐，消化机能普遍比城市宝宝强，就是因为农村宝宝吃粗粮的多，自己咀嚼的机会多，消化能力也随之加强。如果食物的确不易嚼碎，不易消化，就不应该给宝宝吃。

总之，嚼饭喂宝宝弊大于利。

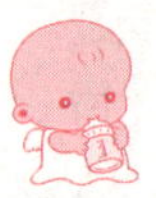

让宝宝按照自己的方法吃食物

宝宝渐渐地长大了，手的动作变得更加灵活，而且也有了自己的独立意识。吃饭的时候，宝宝往往喜欢把手伸到碗里，抓起东西就往嘴里放。即使不是吃饭，宝宝也是看见什么就往嘴里塞什么，也许宝宝是在炫耀自己的能力。

为此，有些爸爸妈妈担心，怕宝宝因吃进不干净的东西生病，所以常会阻止宝宝这样做。其实，这是不科学的。宝宝发育到一定阶段就会出现一定的动作，这也是宝宝生长过程中必然出现的一种现象。这代表着一种本能，代表着一种进步。宝宝能抓东西往嘴里送，这就意味着宝宝在为日后的自食打基础，若禁止宝宝用手抓东西吃，可能会打击宝宝日后学习自己吃饭的积极性，不利于宝宝手功能的锻炼，不利于宝宝身体各部分协调能力的发展。

因此，爸爸妈妈应该从积极的方面采取措施，如把宝宝的手洗干净，让宝宝抓些像饼干、水果片等“指捏食品”，这样，不仅可以训练宝宝手的技能，

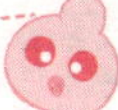

还能摩擦宝宝的牙床，以缓解宝宝长牙时牙床的刺痛。而饼干、水果片通常是7个月宝宝最先用手捏起来吃的食物。

另外，妈妈在给宝宝喂食物时，不要阻止宝宝把手伸到碗里去，要随着宝宝自己的意愿，让宝宝自己喂自己，只要宝宝吃得高兴，食物就消化得更好。宝宝经过一番辛苦，能吃进去一部分，另一部分会沾到手上、脸上、头发上和周围的物品上，爸爸妈妈最好由宝宝去，不必计较这些小节，重要的是让宝宝体会到自己进食的乐趣。

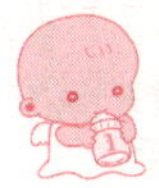

训练宝宝使用杯子喝水

宝宝自己用杯子喝水，可以训练其手部肌肉，发展其手眼协调能力。但是，这阶段的宝宝大多不愿意使用杯子，因为以前一直使用奶瓶，所以会抗拒用杯子喝奶、喝水。即使这样，父母仍然要适当地引导宝宝使用杯子。

1. 给宝宝准备一个不易摔碎的塑料杯或搪瓷杯。

2. 杯子的颜色要鲜艳、形状要可爱，且易于让宝宝拿握。可以让宝宝拿着杯子玩一会儿，待宝宝对杯子熟悉后，再放上奶、果汁或者水。

3. 将杯子放到宝宝的嘴唇边，然后倾斜杯子，将杯口轻轻放在宝宝的下嘴唇上，并让杯子里的奶或者水刚好能触到宝宝的嘴唇。

4. 如果宝宝愿意自己拿着杯子喝，就在杯子里放少量的水，让宝宝两手端着杯子，父母帮助他往嘴里送，要注意让宝宝一口一口慢慢地喝，喝完再添，千万不能一次给宝宝杯里放过多的水，避免呛着宝宝。

5. 如果宝宝对使用杯子显示出强烈的抗拒，爸爸妈妈就不要继续训练宝宝使用杯子了。如果宝宝顺利喝下了杯子里的水，爸爸妈妈要表示鼓励、赞许。

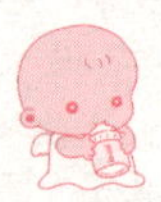

给宝宝吃点芝麻酱

妈妈们或许想不到，平时当成调味品的芝麻酱，对小孩子来说却是上好的食品。

芝麻酱营养丰富，所含的脂肪、维生素E、矿物质等都是儿童成长必需的，其所含蛋白比瘦肉还高；含钙量更是仅次于虾皮。所以，经常给孩子吃点芝麻酱，对预防佝偻病以及促进骨骼、牙齿的发育大有益处。芝麻酱含铁也很丰富，孩子6个月后，容易出现贫血，常吃点芝麻酱，就可起到预防缺铁性贫血的作用。此外，芝麻酱含有芝麻酚，其香气可起到提升食欲的作用。

因为芝麻酱是芝麻制成的泥糊状食品，因此当宝宝六七个月大添加辅食后就可以吃了。如将其加水稀释，调成糊状后拌入米粉、面条或粥中。1岁以后，可用芝麻酱代替果酱，涂抹在面包或馒头上，还可以制成麻酱花卷、麻酱拌菜等。

但要注意的是，1岁以内孩子吃的芝麻酱里不要放盐；1岁以后的孩子也要少放盐，以免加重肾脏负担。过多摄入糖对宝宝健康不利，因而麻酱糖饼也不建议孩子多吃。

吃芝麻酱，要控制好量，小孩子一般一天吃10克左右，约为家用汤匙的1勺。此外，宝宝腹泻时，暂时不要吃，因为芝麻酱含大量脂肪，有润肠通便作用，吃后会加重腹泻。

另外，需要提醒的是，妈妈们买芝麻酱时，应尽量避免选瓶内有太多浮油的，应选相对比较新鲜的。买回的芝麻酱要放在避光处保存。

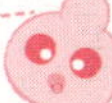

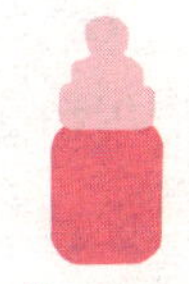

BABY ▶▶▶

日常护理小常识

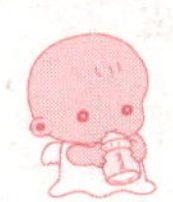

训练宝宝自己排便

到了这个月，宝宝大小便也比以前有规律了。一般来讲，大多数的宝宝每天排便1～2次，而用母乳喂养的宝宝可能排便次数相对多一些，有的宝宝每天多达4～5次。

⊙ 为宝宝添置小便盆

这个月的宝宝已经基本上能坐稳了，是为他添置一个漂亮的小便盆，做排便训练的时候了。

1. 父母做好引导。父母的角色是鼓励引导者，不要以结果为导向，要把排便训练看成是一个小游戏，拒绝强迫、呵斥，要多一些赞扬和幽默。

2. 引起宝宝兴趣。造型可爱、颜色鲜艳的小便盆，会让宝宝很有兴趣去坐坐、摸摸，因此在挑选便盆时，一定要考虑到宝宝的喜好，越可爱越好，比如一边坐便盆，一边可以“骑马”。

3. 掌握宝宝喜好。要了解宝宝平时最喜欢去的地方是哪里，比如客厅、卧室、阳台等，把便盆的窝安在那里，也可以随时“搬家”，每次宝宝更换活动地点时，都可以让他在那里坐一坐，熟悉一下。

4. 注意选择时间。无论是游戏，还是训练，时间的选择都非常重要，一定要注意宝宝心理和生理的变化。小便时间可以安排在刚睡醒或者饮水之后，大便时间可以选择在清晨饭后或者晚餐后半小时左右。每天都按照固定的时间训练，坚持1个月左右，习惯成自然，对宝宝排便生物钟的形成很有帮助。

⊙ 使用便盆的注意事项

爸爸妈妈还要注意以下事项：

1. 每次宝宝排完便后，应立即把宝宝的小屁股擦干净，并用流动的清水给宝宝洗手。为减少病菌感染的机会，每天晚上还要给宝宝清洗小屁股，以保持宝宝臀部和外生殖器的清洁卫生。

2. 宝宝每次排便后应马上把粪便倒掉，并彻底清洗便盆，便盆还要定时消毒。用完便盆后，要将其放在一个固定的地方，便盆周围要注意清洁。不要把便盆放在黑暗的偏僻处，以免宝宝害怕而拒绝坐盆。

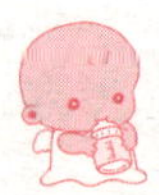

正确给宝宝使用爽身粉

在炎热的夏秋季，很多家长给宝宝洗完澡后都喜欢在其外阴部、大腿内侧、下腹部、腋窝等处撒上爽身粉，这样可以使宝宝皮肤干燥光滑，十分舒适。然而，专家们指出，爽身粉如果长期使用不当，尤其是对婴幼儿，会损害健康。

⊙ 宝宝滥用爽身粉坏处多

有关资料表明，爽身粉中含有一定量的滑石粉，而滑石粉中含有不可分离的铅，铅进入宝宝体内不能很快被排泄。当铅长期蓄积于人体时，就会危害神经系统、造血系统及消化系统，严重影响宝宝的智力和身体发育。

爽身粉含有氧化镁、硫酸镁，容易侵入呼吸道。因宝宝的呼吸道发育尚不完善，即使吸入量少也不能靠自身功能排出。而如果吸入量多，爽身粉中的有害物质侵入支气管会破坏气管的纤毛运动，容易导致纤毛的防御力降低，诱发呼吸道感染。

爽身粉剂容易吸水，吸水后形成颗粒状物质，会导致皮肤发红糜烂。假如爽身粉扑在宝宝屁股上，尿湿后，就会阻塞汗腺，导致摩擦发红，甚至产

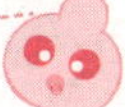

生皮疹。

⊙ 爽身粉的正确使用方法

妈妈们在给宝宝使用爽身粉时要掌握正确的使用方法。

1. 涂抹爽身粉时要谨慎，先在远离宝宝处将粉倒在手上或粉扑上，然后小心涂抹在婴儿身上，勿使爽身粉乱飞。

2. 使用时对宝宝全身轻轻扑撒（用粉扑或纱布包上棉花），尤其扑撒重点部位，如臀部、腋下、腿窝、颈下等。

3. 扑粉时需将皱褶处拉开扑撒，每次用量不宜过多。

4. 防止将粉扑在眼、耳、口中。

5. 使用后应立即盖紧盒盖并妥善收好，不要让宝宝随便拿着玩。

6. 避免在风道处扑撒。

7. 避免在较大孩子面前为婴儿敷用爽身粉，以免他们模仿。

8. 婴幼儿使用的爽身粉（夏季可用痱子粉）不要与成人用的混同，宜选购专供儿童使用的爽身粉。

其实，对婴儿而言，家长只要经常保持婴儿皱褶处皮肤的清洁和干燥，就可以预防宝宝皮炎和痱子的发生，所以家长亦可在这些地方搽上婴儿润肤油或按摩油。如果用棉制透气的尿布，勤换勤消毒就可以预防红臀的发生，而用纸尿裤的家长，可以在婴儿臀部搽上鞣酸软膏。

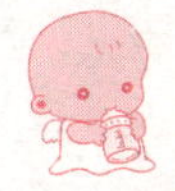

给宝宝喂药不用愁

生病是无法避免的一件事，特别是娇嫩的宝宝，季节变化期间更容易生病。生病了免不了要吃药，但是如何让宝宝把药吃下去，对于父母而言是一件头痛的事。或哄或骗能成功是好事，但是哄骗无效之下，则只能硬来，但是硬来也是需要技巧的。因为有些父母用按头、撬嘴、捏鼻的方法，待孩子张嘴吸气时硬将药物灌入。这样喂药十分危险，因为孩子在哭闹和吸气时，药物非常容易进入气管，从而可以引起呛咳，甚至造成呼吸道堵塞而窒息死亡。那么，如何正确给宝宝喂药呢？

首先，喂药前要准备好所需要的物品，其中包括一个深凹进去能装多一点药的勺子、一个杯子和一条小毛巾。喂药前必须按标签查对所服药物，然后检查药品的质量，特别是分开几次服用的药，要特别留意。此外，还应核对应用剂量。

其次，喂药前先准备好温度适宜的糖水。将已溶化好的药物用小勺子混匀。孩子可以躺在床上，亦可抱在家长怀里，颌下围好小毛巾，使孩子头略侧向一边。家长将药倒入勺中，一只手轻轻捏住孩子双颊，另一只手将小勺放在孩子口内，紧压住下齿使药液顺口角慢慢流入口中。无论孩子怎样哭闹、挣扎，小勺始终压住下齿，不离孩子的嘴，直到药物全部咽下。然后将勺取出，倒入少许糖水，与勺内残药混匀，再次喂入。如果动作熟练，整个过程用不了两分钟，同时能保证药物毫无损失地喂下去。

对于6个月以上的宝宝，可先以言语沟通，让宝宝了解虽然药不好吃，但为了让身体快速恢复健康，还是可以试着慢慢吃。吃药后记得给宝宝多喝开水。如果劝说不管用，则给予小饼干、糖果等当作奖励，激发宝宝的好胜心。

此外，中药药量较多，婴儿服用中药应煎浓一些，尽量减少药量，每次可以浓煎至1/3至半茶杯。当然不能煎煳，煎煳的中药是不能服用的。同时，婴幼儿服中药可增加服用次数，即每剂药可分两次甚至更多。

在喂药时一定要谨遵“三不”原则：

第一，药物不随便加入配方奶，加入前一定要先询问医师。此外，加入配方奶中如果没喝完也会影响药效，而且无法确定宝宝究竟吃了多少药。

第二，不使用奶瓶喂药，尤其是对满3个月的婴幼儿更要避免，以免宝宝对奶瓶产生不愉快的经验，进而抗拒喝奶。

第三，如果吃了药吐出来就不要再喂，因为宝宝已经吞下一些药物，如果再喂一次可能加重药量，可以等下一次再喂。

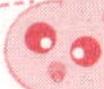

每次喂药时父母应该根据实际情况采用合理的方法。刚开始尝试时可能会有困难，一旦习惯了，父母就会得心应手，孩子也会慢慢接受了。

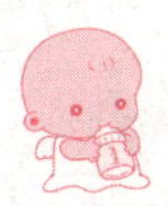

让宝宝呼吸通畅的妙招

这个阶段的小宝宝还不太会用嘴呼吸，也不会自己擤鼻涕，鼻子堵了会很难受。父母们可能为此不知怎么办？下面来看看我们教大家的几招，它们能让你不费力气地帮助宝宝呼吸通畅。

⊙ 给宝宝清理鼻子的最好时刻

1. 每天早上洗脸的时候。可用蘸有生理盐水的棉条清洗鼻子。

2. 洗澡的时候。因为潮湿和面部湿润，有利于鼻子黏液的自然流出。

3. 饭前。呼吸通畅能让宝宝更好地吃饭，而且可以避免宝宝因为黏液流到嗓子里引起反胃呕吐。

4. 睡觉之前。鼻子通畅了，宝宝才更容易入睡。但要在吃完最后一顿饭至少30分钟后再清洗，以免出现胃返流。

⊙ 清理鼻子的小方法

1. 每天用小棉条清洗鼻子。宝宝出生后，可以每天用蘸有生理盐水的棉条给宝宝清洗鼻子。把棉条放入一个鼻孔，轻轻地转几下，然后拉出来。即使什么东西都没有带出来，这种方法也会引起宝宝打喷嚏，让他擤出鼻涕。棉条不要太细，生理盐水也不能过多，否则不利于清洗出小的鼻屎。

2. 用生理盐水清洗。如果宝宝鼻涕比较多，可以用生理盐水一天多次地清洗宝宝的鼻子。让宝宝躺下，站在他的一侧，让宝宝的头斜对着你。左手抓住宝宝的胳膊，右手用小吸管或小棉签吸满生理盐水，滴入鼻孔里面几滴。用同样的方法处理另一只鼻孔。注意不要将吸管里剩余的盐水再挤入瓶里，否则就会把细菌带进溶液里。

3. 借助滴鼻液或喷雾剂。如果宝宝鼻子堵得很厉害，儿科医生会开些滴鼻液或者喷雾剂之类的灭菌剂。用滴鼻液清洗的方法和用生理盐水清洗的方法一样。用喷雾剂时，要选择宝宝专用的锥形圆头喷雾剂。让宝宝的头侧向一边，将喷头放在上面的鼻孔处，将瓶子立起来，对准鼻腔，喷出药物。过2～3秒钟，黏液就会从下边的鼻孔流出。等流干净后，再用同样方法清洗另一鼻孔。

4. 实用的宝宝吸鼻器。将吸鼻器的圆头放在宝宝的鼻孔处，轻轻捏动吸鼻器，将黏液吸出来。对2个月以下的宝宝要特别小心，因为宝宝鼻腔壁非常脆弱，放入和拿出时动作要非常轻柔。另外还要注意卫生，每次使用之后都要消毒。

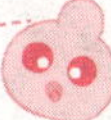

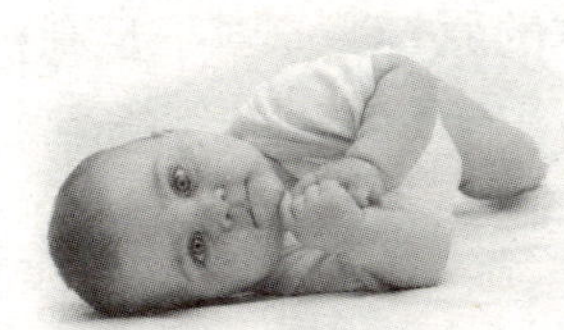

BABY ▶▶▶

可能发生的异常情况

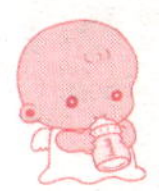

抵抗力下降

有些爸爸妈妈搞不明白，宝宝以前从来没得过什么病，可进入7个月后却不是感冒，就是发热，而且是三天两头生病。真是越大了，病反倒来了，这究竟是怎么回事?

原来，7个月以前的宝宝，体内有来自母体的抗体等抗感染物质以及营养物质。抗体等抗感染物质可防止多种传染性疾病的发生，而营养物质则可防止宝宝营养性疾病的发生。一般从宝宝出生后7个月开始，由于体内来自母体的抗体水平逐渐下降，而宝宝自身合成抗体的能力又很差，因此，宝宝抵抗感染性疾病的能力逐渐下降，所以容易患各种感染性疾病，尤其常见的是感冒、发热。

一般宝宝要到6~7岁以后，自身的各种抵抗感染的能力才能到达有效抗病的程度，此时，各种感染的机会就会明显减少。同样，一般从出生后7个月开始，因宝宝体内多种出生前由母体提供储备的营养物质已接近耗尽，而自己从食物中摄取各种营养物质的能力又较差，此时如果爸爸妈妈不注意宝宝的营养，宝宝就会因营养缺乏而发生营养缺乏性疾病，如婴儿缺铁性贫血、维生素D缺乏性佝偻病等。

为使7个月的宝宝能提高抵抗疾病的能力，爸爸妈妈要积极采取措施增强宝宝的体质，主要做好以下几点：

1. 按期进行预防接种，这是预防婴儿传染病的有效措施。

2. 保证宝宝的营养。各种营养素如蛋白质、铁、维生素D等都是宝宝生长发育所必需的，而蛋白质更是合成各种抗病物质如抗体的原料，原料不足则抗病物质的合成就减少，宝宝对感染性疾病的抵抗力就差。

3. 保证充足的睡眠也是增强宝宝体质的重要方面。

4. 进行体格锻炼是增强宝宝体质的重要方法，可进行主被动操以及其他形式的全身运动。

5. 多到户外活动，多晒太阳和多呼吸新鲜空气。

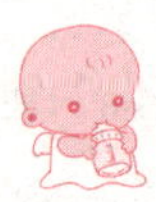

宝宝感冒

在季节交替的时节，气温不恒定，忽冷忽热。如果宝宝不能及时增减衣物，就会出汗，汗毛孔敞开，血液流动增快，散热功能加强，加速散热。由于宝宝的体温调节中枢和血液循环系统发育尚不完善，不能及时调节体内和外界的急剧变化，容易出现感冒症状。

⊙ 感冒的分类

1. 普通感冒

普通感冒是由最常见细菌病源引起的疾病，以冬季多见，与气候变化、空气温度及空气污染有关。

感冒起病急，表现不一，早期有咽部干燥、打喷嚏，继之畏寒、流涕、鼻塞、咳嗽，流涕开始为清水样，以后变黏稠，呈黄脓样，如得不到及时治疗，病变可发展为气管炎。

宝宝发生感冒时，无论是护理，还是用药都非常重要，而这些都是父母必须一手掌握的必要医学常识。

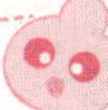

2. 流行性感冒

流行性感冒，简称流感，是一种各年龄儿童都可能发生的上呼吸道病毒感染性疾病。病毒可由咳嗽、打喷嚏和直接接触而传染。

流感症状通常在感染后的1～3天出现，而且往往是突然出现。其症状包括：发热（体温常超过39℃）、干咳、肌肉疼痛、鼻塞、疲劳和虚弱、头痛，有时还会出现咽喉痛。症状通常在发病后2～5天最为严重。大多数的病例，症状会在10天内完全消退。假如出现继发性细菌感染，医生会使用抗生素治疗。

假如患病的宝宝不满1岁或出现并发症，应立即去医院就诊。流感的并发症包括：流感病毒蔓延至肺部，引起肺炎或支气管炎，细菌性感染影响到鼻窦或耳朵等。同时患有慢性心、肺和肾脏疾病、糖尿病、囊性纤维性变和免疫功能低下的宝宝，是发生并发症的高危群体，宝宝可能会出现高热、惊厥。所以我们建议患有长期慢性病，如肺病或有任何免疫系统缺陷的儿童，每年都接受流感疫苗注射。患病的宝宝需要一个通风良好、温暖、湿度适当的环境。爸爸妈妈可在医嘱下给宝宝服用扑热息痛溶液以治疗疼痛和发热，同时还应注意定时给宝宝补充水分。

⊙ 宝宝感冒的预防

平时要注意增强孩子身体的抵抗力，要重视孩子的平衡营养，要多吃些维生素A与维生素C丰富的新鲜蔬菜和水果。要加强体育锻炼，增加户外活动，以促进血液循环及调节神经系统，并可使孩子的呼吸变得慢而深，从而增强孩子的呼吸功能。寒冷的新鲜空气能够刺激呼吸道黏膜，增加呼吸道黏膜的抵抗能力。

要让孩子养成勤洗手的习惯，教育孩子不要用手揉眼睛、鼻子。用冷水洗手洗脸，可预防感冒。从夏天开始训练，一直持续到冬天。每次洗手洗脸的时间不宜过长。洗手洗脸以后，应立即用干毛巾擦干，最好擦到皮肤微红为止。

保持室内空气的流通和新鲜，即使是寒冷的冬天，每天也要开窗3～4次，以减少病菌的滋生。但要注意的是，开窗通风也是有讲究的，开窗不要对流，空气对流虽然可以很快换掉室内的浊气，但直面寒风也最易着凉。

很多家长都怕孩子冻着，所以给孩子穿得厚厚的，其实不用这样，孩子天性活泼，运动量大，很易出汗，如果穿得多让汗浸湿了衣服，反而会容易着凉感冒。所以不要给宝宝穿得过多，且出汗后要尽快擦干身体替换内衣。注意气候的冷热变化，随时注意增减孩子身上穿的衣服。

人多的地方，病菌自然就多。如果正是感冒的高发时期，劝你还是别带着孩子到人多的地方去了，毕竟孩子的免疫系统还不完善，去人多拥挤的公共场所很难避免接触病菌，如果必须去，建议给孩子用上保护措施，比如戴个小口罩，回家先洗手等。

避免孩子吸二手烟、三手烟，据科学研究二手烟的危害比直接吸烟还要大。如果孩子长期被动吸烟对其呼吸道、肺都会造成伤害。根据调查，被动吸烟的孩子更容易患感冒，而且感冒期间咳嗽更加剧烈且时间更长。同时，长期吸二手烟对孩子的骨骼发育、神经系统、呼吸系统及生殖系统均有一定程度的影响。因此，让孩子远离二手烟，让孩子在良好的环境下健康成长。

如果家里有人感冒了，要快速消毒，家庭常用的消毒方法：用食醋熏蒸空气进行消毒。取一些我们平时吃的食用醋（白醋）2～10ml/立方米，加水1～2倍，加热熏蒸，至全部汽化为止，每天可以熏蒸1次，连续操作数天有一定效果。另外，病人不要与孩子直接接触，家里人要注意勤用肥皂洗手，餐具可用蒸煮法消毒，另外，孩子的玩具不宜采用消毒液消毒，可以放在阳光下暴晒。

⊙ 宝宝感冒的护理

宝宝感冒的护理十分重要，目的在于使感冒的症状减轻，多数孩子大约经过7～10天，感冒症状就会明显好转。

1. 对于发热的孩子，应注意以下几点：

（1）保持室内空气新鲜，开窗但要避免吹对流风，室内的湿度和温度要适宜，也要注意避免过热和过于干燥，冬天的室温应保持在20℃左右，夏天的室温应保持在25℃左右。

（2）孩子的衣服不要穿得太多，尽量穿一些棉布制作的衣服，因为棉布制作的衣服有助于散热。

（3）发热时应卧床休息，尽量减少活动。

（4）应多喝开水，进清淡饮食，给易消化的、含高维生素C和高维生素A的食物（因为维生素A的缺乏常常与反复感冒有关）。不要强迫或者勉强孩子进食。

2. 保持鼻腔通畅：鼻腔的分泌物要及时清除，鼻孔周围要保持清洁。可用油类（凡士林、石蜡油等）涂抹鼻翼部的黏膜及鼻下的皮肤，以减少分泌物对局部的刺激。

3. 做蒸汽浴：如果你的孩子已经两周岁多了，可以带他去浴室，让孩子在浴室的蒸汽房间里待上一会儿，鼻塞就会明显好转。但要注意，高热的孩子切不可做蒸汽浴。

⊙ 宝宝感冒的主要治疗原则

宝宝感冒特别强调早期治疗，着重于对症处理，减轻症状，缩短病程，促进早日康复。主要的治疗原则是：

1. 出现感冒症状后应及时对症选用感冒药。若宝宝体温较高，应及时选用退热药物。

2. 感冒后一般不需要服用抗生素，仅在感冒合并细菌性感染时使用。

3. 感冒药不宜长时间服用，一般退热药连续应用不超过3天。

4. 连续服用感冒药1周后，如症状仍未缓解或消失者，应去医院向医师咨询。

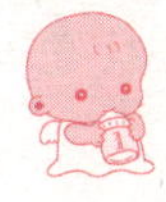

出牙期间拒食的解决办法

7个月的宝宝正处于出牙的时候，可妈妈有时发现，宝宝在吃奶时与以前不同，有时连续几分钟猛吸乳头或奶瓶，一会儿又突然放开奶头，像感到疼痛一样哭闹起来，反反复复。

造成这一现象的原因，是因为宝宝牙齿破龈而出时，由于吸吮奶头碰到牙龈，使牙床疼痛而表现的拒食现象。解决办法有：

宝宝出牙期间，爸爸妈妈可将宝宝每次喂奶的时间分为几次，间隔当中，喂些适合宝宝的固体食物如饼干、面包片等。如果宝宝用奶瓶，可将橡皮奶头的洞眼开大一些，使宝宝不用费劲就可吸吮到奶汁，这样宝宝就不会感到过分的疼痛。但也应注意，奶头的洞眼不能过大，以免呛着宝宝。如果已做到以上的喂养方法，宝宝仍然拒食，可停喂几天或改用小匙喂奶，这样会改善宝宝的疼痛状况，使宝宝顺利吃奶。

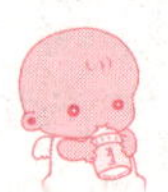

耳朵进异物怎么办

有时一些小昆虫会飞进宝宝的耳朵里，或是宝宝自己有意无意将一些小东西塞进耳道里。如果未能及时发现处理，很容易引起外耳道炎，甚至损伤鼓膜，影响听力。当得知宝宝耳道里有异物存在时，家长必须尽快采取措施：

1. 准备油质液体

如果是小昆虫进入耳朵内，可滴入橄榄油、甘油、婴儿油、麻油等油质液体驱使小昆虫爬出。

2. 照明法

也可以手电筒、台灯等照明用品，往耳朵内照射以驱使蚊虫爬出。

3. 切勿掏挖耳朵

如果是其他硬物进入耳朵，则千万不要用尖锐物去掏挖耳朵。掏挖极易把异物更推入耳内，也更有可能伤及耳膜。

4. 尽快送医

如果异物很难取出，包括小昆虫没有飞出来，切不可鲁莽强取，以免伤及宝宝的耳道和鼓膜，特别是宝宝已经出现耳痛症状，应赶快带宝宝去医院耳科进行处理。送医时要注意将宝宝患耳朝下。

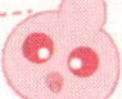

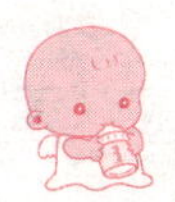

眼睛进异物怎么办

眼睛是最具包容性的，它让我们把这个世界尽收眼底。但眼睛又是最娇弱的，因为它不能揉进哪怕一粒沙子，宝宝的眼睛尤其如此。

宝宝的眼睛比较脆弱。盐水、氯气、过多的日照，都可能引起宝宝的眼睛发红，更不要说眼睛进异物了。沙子、灰尘，或者出现更严重的情况，宝宝的眼睛遭到撞击，这些伤害有时会引发宝宝的视力障碍。

灰尘、沙粒等异物如果进入眼睛里，通常只是在眼睛的表面上，本身并不危险。但不好办的是，每次眨眼皮，异物都会“磨”到角膜，引起眼睛不适或者疼痛。

当异物进入眼睛时家长可按下列步骤进行处理：

1. 按住宝宝双手

眼睛会因遭异物入侵而产生不适感，宝宝难免会用手去揉眼睛，这可能伤害到眼睛。所以，当怀疑宝宝因眼睛有“脏东西”而去揉眼时，首先需将孩子的双手按住，以制止他再去揉眼睛。

2. 准备凉开水、汤匙

迅速准备一碗干净的凉开水（必须是经过煮沸的自来水）或矿泉水，用汤匙盛水来冲洗眼睛。

3. 向受伤的一侧倾斜

将宝宝的头部倾向受伤眼睛的那一面，如左眼受伤则向左面倾斜，慢慢用凉开水冲洗受伤的眼睛约5分钟。

4. 闭上眼睛

待不适感稍稍缓和，可让宝宝试着闭上眼睛让泪水流出，让异物随泪水自然流出眼睛。

5. 立即送医院

由于家长很难自行判断异物是否已经取出或对眼睛有无伤害，因此建议无论异物取出与否，都立刻带宝宝到医院做进一步检查。

当然，如果异物进入到眼睛比较深的地方，那么父母就不能只是简单地护理，要及时找眼科医生给眼睛做局部麻醉，然后取出异物。

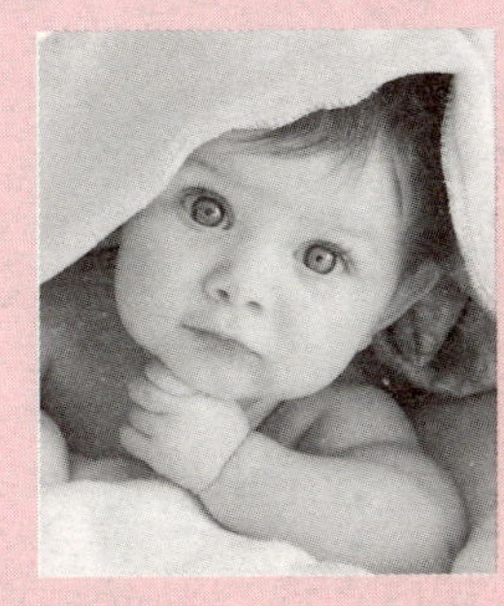

PART 8

第8个月

学会坐着玩的小玩家 >>>

宝宝成长备忘录

身体发育情况

满8个月时，男宝宝的体重可达到6.9千克~10.8千克，身长为65.7厘米~76.3厘米；女宝宝的体重可达到6.3千克~10.1千克，身长为63.7厘米~74.5厘米。

到本月宝宝可长出2 ~ 4颗牙齿。

语言

此时的宝宝会笨拙地发出“妈妈”或“拜拜”等声音。当你感到非常高兴时，他会觉得自己所说的具有某些意义，不久他就会利用“妈妈”的声音召唤你或者吸引你的注义。在本阶段，他每天说“妈妈”仅仅是为了实践说词汇，他还不明白这些词的含义，还不能和自己的爸爸、妈妈真正联系起来。有了这样的基础，为时不久，宝宝就能真正地喊爸爸妈妈了，最终他会在想进行交流时才说。

这一阶段的婴儿，明显地变得活跃了，发音明显地增多。当他吃饱睡足情绪好时，常常会主动发音，发出的声音不再是简单的韵母声“a”“e”了，而出现了声母音“pa”“ba”等。还有一个特点是能够将声母和韵母音连续发出，出现了连续音节，如“a-ba-ba”“da-da-da”等，所以也称这年龄阶段的宝宝的语言发育处在重复连续音节阶段。

除了发音之外，宝宝在理解成人的语言上也有了明显的进步。他已能把母亲说话的声音和其他人的声音区别开来，可以区别成人的不同语气，如大人在夸奖他时，他能表示出愉快的情绪，听到大人在责怪他时，他会表示出懊丧的情绪。还能“听懂”成人的一些话，并能作出相应的反应，如成人说“爸爸呢”，宝宝会将头转向父亲，对宝宝说“再见”，他就会做出招手的动作，表明宝宝已能进行一些简单的言语交往。能发出各种单音节的音，会对他的玩具说话。能发出“大大、妈妈”等双唇音，能模仿咳嗽声、舌头“喀喀”声或咂舌声。孩子能对熟人以不同的方式发音，如对熟悉的人发出声音的多少等方面与陌生人相比有明显的区别。他也会用1～2种动作表示语言。

动作

此时宝宝可以在没有支撑的情况下坐起，坐得很稳，可独坐几分钟，还可以一边坐一边玩，还会左右自若地转动上身，也不会使自己倾倒。尽管他仍然不时向前倾，但几乎能用手臂支撑。随着躯干肌肉逐渐加强，最终他将学会如何翻身到俯卧位，并重新回到直立位。现在他已经可以随意翻身，一不留神他就会翻动，可由俯卧翻成仰卧位，或由仰卧翻成俯卧位。所以在任何时候都不要让孩子独处。

此时的宝宝已经达到新的发育里程碑——爬。刚开始的时候宝宝爬有三个阶段，有的孩子向后倒着爬，有的孩子原地打转，还有的是匍匐向前，这都是爬的一个过程。等宝宝的四肢协调得非常好以后，他就可以用手和膝盖爬了，头颈抬起，胸腹部能离开床面。可在床上爬来爬去。

此时的宝宝也许非常喜欢听“唰唰”的翻书声和撕纸声，无论有没有出牙，都会吃小饼干，有咀嚼动作。

情感与社交

如果对宝宝十分友善地谈话，他会很高兴；如果你训斥他，他会哭。从这点来说，此时的宝宝已经开始能理解别人的感情了。喜欢让大人抱，当大人站在宝宝面前，伸开双手招呼他时，他会发出微笑，并伸手表示要抱。

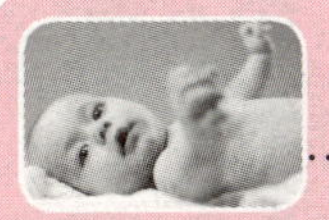

宝宝的营养加油站

BABY

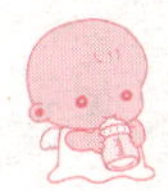

开始为宝宝添加固体食物

进入这个月，宝宝口腔唾液淀粉酶的分泌功能日趋完善，神经系统和肌肉控制等发育已较为成熟，而且舌头的排解反应消失，可以掌握吞咽动作，表示这个月龄的宝宝消化能力又比以前强了，而且唾液能将固体食物泡软而利于宝宝下咽。

再加上这个时候的宝宝大部分长有2颗牙，咀嚼能力提高了，可以吃一些固体食物。并且此时宝宝手已经可以抓住食物往嘴里塞，虽然掉的食物比吃进嘴里的要多，这时正是给宝宝吃条形饼干、条形面包或馒头干的时机。

妈妈需要加以训练，使宝宝养成吃固体食物的习惯，因为此时宝宝乳牙萌出逐渐增多，要逐渐增加固体辅助食品，这可以训练宝宝咀嚼动作、咀嚼能力，并且可以通过咀嚼刺激唾液分泌，促进牙齿的生长。

宝宝从吸吮乳汁到用碗、勺吃半流质食物，直到咀嚼固体食物，食物的质和饮食行为都在变化，这对宝宝提高食欲是大有益处的，同时对宝宝掌握吃的本领也是个学习和适应的过程。

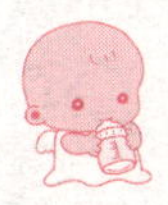

怎样为宝宝添加固体食物

在宝宝吃固体食物的第1个月内，最好只喂他一种成分的食物，这样妈妈能观察出宝宝喜欢和不喜欢哪种食物，观察哪种食物会导致宝宝过敏。

最初添加的固体食物最好是少量的谷类。因为谷类非常易于消化吸收。不要用瓶子喂养宝宝，这样很容易使食物进入气道引起窒息。在添加谷类之后，可以试着添加一些果汁，苹果汁或白葡萄汁都是很好的选择。自制的果泥、菜泥或市场上出售的宝宝辅助食品，也是很好的选择。

继续喂母乳或配方奶。每次吃固体食物之前或之后的一段时间内继续喂母乳或配方奶，直到宝宝完全适应普通的食物。宝宝能吃一顿含有充分营养、一定数量的健康食物需要一段时间，与此同时，母乳和配方奶能提供宝宝生长和发展所必需的重要维生素、铁、糖、酶和蛋白质。

宝宝进餐的时候家长要注意，宝宝有吃大块食物的经验后，开始用手抓食物，所以宝宝进餐时一定要有大人监督。

开始时可以用勺子盛少量食物喂宝宝，如果宝宝把食物都吐出来，妈妈不必感到疑惑。因为宝宝需要有一段时间适应新食物的味道和质地。同时，他还要适应从勺子而非乳头获取食物的新方式。

宝宝每天每顿的胃口都不一样，因此应观察宝宝已吃饱的迹象。如果宝宝拒绝再张口，把头转向一边，开始玩玩具，他很可能已经饱了。宝宝吃饱后再强制喂食，会导致宝宝以后不能提供饥饱的暗示。

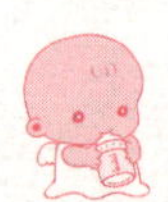

适时给宝宝固定的餐位和餐具

8个月的宝宝已经可以自己坐得很好了，所以，此时妈妈在给宝宝喂饭的时候，可以给宝宝准备一个婴儿专用餐椅，让宝宝坐在上面吃饭。如果条件不允许的话，可以在宝宝的后背和左右两边，用被子之类的物品围住，这样可以防止宝宝随便挪动地方，且最好把这个位置固定下来，不要总是更换，还有给宝宝使用的餐具也应当固定下来，这样，会使宝宝一坐到这个地方就知道要开始吃饭了，从而有利于形成良好的进食习惯。

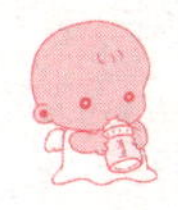

不宜添加的食物

这个月的宝宝已经能吃许许多多的食物，但是需要妈妈注意的是，以下这些食物不要喂给宝宝：

1. 刺激性太强的食品。酒、咖啡、浓茶、可乐等饮品不应饮用，以免影响宝宝神经系统的正常发育；汽水、清凉饮料等一旦喝上瘾就不肯放嘴，一直想喝，容易造成食欲不振；辣椒、胡椒、大葱、大蒜、生姜、酸菜等食物，极易损害宝宝的口腔、食道、胃黏膜，不应食用。

2. 含脂肪和糖太多的食品。巧克力、麦乳精都是含热量很高的精致食品，长期多吃易致肥胖。

3. 不易消化的食品。章鱼、墨鱼、竹笋和牛蒡之类的食品都不易消化，不应给宝宝食用。

4. 太咸、太腻的食品。咸菜、酱油煮的小虾、肥肉，煎炒、油炸食品，食后极易引起呕吐、消化不良，不宜食用。

5. 小粒食品。花生米、黄豆、核桃仁、瓜子极易误吸入气管，应研磨后供宝宝食用。

6. 带壳、有渣食品。鱼刺、虾的硬皮、排骨的骨渣均可卡在宝宝的喉头或误入气管，必须认真检查后方可食用。

7. 未经卫生部门检查的自制食品。糖葫芦、棉花糖、花生糖、爆米花，因制作不卫生，食后易造成消化道感染，也可因内含过量铅等物质，对宝宝健康有害。

8. 易产生胀肚的食物。洋葱、生萝卜、白薯、豆类等。

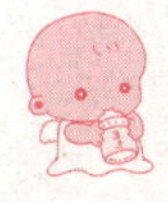

给孩子准备磨牙食品

7～9个月的孩子在吃的问题上要注意咀嚼练习。这句话说说很容易，做起

来碰到的问题却非常多。最常遇到的问题是父母给孩子吃的东西过于精细，生怕食物中有一点颗粒就会噎着孩子，偏偏又有些孩子喉咙特别敏感，似乎就给了这些父母不让孩子练习咀嚼的“理由”。

但专家表示，孩子因噎而废食的做法不可取，一定要在7～9个月，孩子学咀嚼的关键期就开始改变食物的颗粒大小、食物软硬度和改变孩子进食的方式，比如用小勺吃、用手拿着吃等。有的人对食物从细到粗、从软到硬的理解有问题，似乎认为只有磨牙饼干，磨牙棒才是专门用来练咀嚼的，殊不知米汤、稀粥、稠粥、馄饨、包子、饺子、软饭、菜末、肉末……都是我们让孩子练咀嚼的良好机会。

比如把馒头切成1厘米厚的片，放在锅里烤一下；不要加油，烤至两面微微发黄、略有一点硬度，而里面还是软的程度——这就是很好的练习咀嚼的食物。一方面馒头绝不会卡着孩子；另一方面他可以自己用手拿着吃，既增加了吃的趣味性，又练习了手眼协调和手的灵巧性。

按照以上理解去挑选适合孩子咀嚼的食物，你会发现把大人吃的东西做软做细就可以了，并不像想象中的那么复杂。

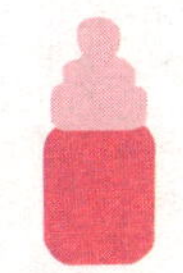

BABY ▶▶▶

日常护理小常识

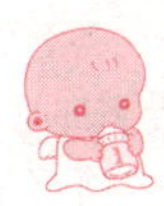

如何培养宝宝独立入睡

培养良好的睡眠习惯，不但要求宝宝能够按时睡、按时醒，而且还要培养宝宝自动入睡，不要过分依赖妈妈或爸爸。所以说，良好的睡眠习惯既是一种生活规律的培养，更是一种自立精神的培养，这对于宝宝成长大有好处。为了培养宝宝的良好睡眠规律，妈妈或爸爸要注意以下几点：

不要怕宝宝睡不着，而老是抱着宝宝连拍带摇，甚至抱着宝宝又是哼唱催眠曲，又是满地转悠地哄着宝宝入睡。

这样做的结果虽然能使宝宝尽快入睡，但如果把宝宝放到床上，他往往会睡不踏实，常常会因一点响动或其他干扰就从睡梦中醒来。如果要想让宝宝重新入睡，必然还要重复以上做法。

不要让宝宝含着乳头入睡。如果宝宝已经养成必须含着妈妈的乳头才能入睡的习惯，妈妈一旦将乳头从宝宝嘴里拽出来，宝宝就可能被惊醒。即使现在不醒，如果夜间要撒尿或因其他什么原因醒来后，要想让宝宝重新入睡，宝宝必然要求同样的条件，不给他含妈妈的乳头就会哭闹不止。

无论是以上哪种情况，长此以往都会使宝宝养成依附妈妈和爸爸的习惯，对培养宝宝的自立精神制造了障碍。为了养成宝宝良好的睡眠习惯，也要有正确的方法。如果宝宝暂时没有睡意，妈妈或爸爸也不要强求。一般情况下，只要宝宝在睡前玩2个小时左右，就会感到疲倦而自然入睡。如果你的宝宝不是这样的话，可以让宝宝自己躺在床上，不要抱起来，更不要和宝宝进行剧烈活动或玩太兴奋的游戏，要保持室内安静，过不了一会儿，宝宝就会自己入睡。如果宝宝还不能很快入睡，妈妈或爸爸可以静静地坐在宝宝身边，或轻轻地哼首催眠曲使宝宝进入甜蜜的梦乡。

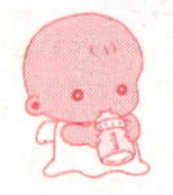

夜间迟迟不入睡怎么办

这个时期的宝宝好奇心很强，由于贪玩，不少宝宝到了晚上也不太想睡觉。如果你的宝宝到了睡觉时间还没有睡意，你可以尝试用以下几种方法来解决：

1. 白大给孩子安排好合埋的、有益的活动，让孩了的精力得以释放，并保持身心愉快，夜间入睡自然就容易了。

2. 安排好规律的睡眠时间，包括合理的午睡，并确定上床时间。

3. 建立固定的睡前常规，包括入睡前给孩子洗脸洗脚、放音乐等，避免睡前过于激烈和兴奋的活动。

4. 开始时，上床时间不宜过早，避免孩子在床上玩耍。如希望孩子在8：30入睡，而孩子通常要11：30才入睡，不妨先暂时设置在11：15上床，让孩子在上床后20分钟内入睡。以后可逐步提前上床时间，直至建立一个适宜孩子的睡眠时间日程。但一般来说晚上9：00入睡比较适宜。

5. 让孩子自己入睡，可以给孩子一些安慰物，如抱熊等孩子喜欢的玩具，以缓解孩子的焦虑和不安心理。

6. 当孩子不能入睡或哭闹时，坚持不要让孩子起来，可以抚摸孩子，坚定而温和地告诉孩子现在该是睡觉而不是玩的时候，引导孩子逐渐安静下来并入睡。

7. 对于孩子睡眠行为上的进步，早上要及时表扬和鼓励。

8. 给孩子一个放松、良好的睡眠环境，房间要舒适、空气流通，光线要

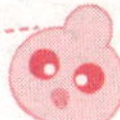

暗，被子太厚、太热，床太软，均会影响孩子的睡眠。

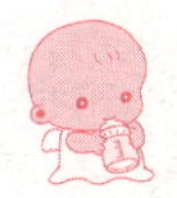

宝宝出牙晚忌盲目补钙

宝宝牙齿从无到有，出牙时间的早晚及出牙的顺序，都是做父母非常关心的事，因为这是评价宝宝生长发育状况的一个指标。

健康的宝宝，一般在出生后六七个月就开始出牙。有些家长看到自己的宝宝八九个月还没出牙，心里非常着急，认为宝宝可能缺钙，牙才长不出来。于是，有些家长就给宝宝服鱼肝油和钙粉，并且加量地服用。这种做法是不妥的，往往有损宝宝的健康。仅仅根据宝宝出牙时间的早晚，并不能断定是否缺钙。即使是缺钙引起出牙晚，也不能盲目补钙，而应在医生指导下进行。如果家长擅自给宝宝大量服用鱼肝油、维生素D、注射钙剂，很容易引起中毒，给宝宝带来痛苦。

宝宝出牙早晚主要是由遗传因素决定的，有的宝宝出生后第4个月就开始出牙，也有的宝宝要到10个月才萌出乳牙。假如10个月以后乳牙仍未萌出，也不必紧张，只要宝宝身体健康没有其他毛病，晚到1周岁时出第1颗乳牙也没关系，只要注意喂养，合理又及时添加辅助食品，多晒太阳，宝宝的牙齿自然会长出来的。如果宝宝不出牙，并伴有其他异常时，可去医院检查治疗，切不可滥用鱼肝油等药物。

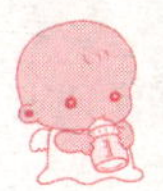

宝宝手上长了倒刺怎么办

宝宝的小手总是嫩嫩的，怎么会突然长出倒刺呢？可能有以下三个原因：

1. 贪玩好动。小家伙越来越活泼好动，经常用手抓玩具、啃咬指甲，或者小手与其他物体过多摩擦，使得他们娇嫩的皮肤长出倒刺。

2. 皮肤干燥。呵护不得当，导致宝宝手部皮肤干燥，指甲下面的皮肤得不到油脂的滋润，很容易长出倒刺。

3. 营养缺乏。如果宝宝日常饮食中缺少维生素C或其他微量元素，也可能会通过皮肤表现出来。

找到了长倒刺的原因，家长可以在日常生活中有针对性地呵护宝宝的皮肤，赶走讨厌的倒刺！具体可以从以下几点进行：

1. 指甲护理。经常给宝宝剪指甲，保持指甲卫生。

2. 营养补充。让宝宝多喝水、多吃水果，每天都要给小手涂上无刺激、含油脂的护肤霜，像羊毛脂、维生素E霜等；如果缺少维生素或微量元素，建议家长带宝宝去医院皮肤科检查一下，以便正确治疗。

3. 小心修剪。一旦宝宝长出了倒刺，千万不要硬拔，先用温水浸泡有倒刺的手，等指甲及周围的皮肤变得柔软后，再用小剪刀将其剪掉，然后用含维生素E的营养油按摩指甲四周及指关节。也可以在去除倒刺之后，把宝宝的手在加了果汁（如柠檬、苹果、西柚）的温水中浸泡10～15分钟，让宝宝的皮肤更加水嫩！

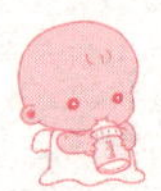

寒冷季节预防宝宝出现红脸蛋

由于宝宝的皮肤薄、皮脂分泌少，所以到了冬季，尤其经历日晒、风吹后，面部及皮肤外露的部分，都容易出现早上白、下午红、晚上肿的状况，有的到了晚上皮肤还会出现裂纹而且发痒，让小宝宝痛苦不堪。如果没有得到及时护理，宝宝的小脸蛋就会变成红红的。

要想保护宝宝的肌肤不受冬日严寒的摧残，家长一定要做好宝宝皮肤的护理工作，并要从头年的11月坚持到次年的5月。家长每次带宝宝出门前要多给宝宝的皮肤擦些润肤油，以增加宝宝皮肤的保护力。注意在涂抹护肤品时，动作一定要轻柔，然后用指腹帮宝宝轻轻按摩皮肤，促进护肤品的吸收。

另外，家长平时还要注意一些细节，如给宝宝喂饭或宝宝自己吃饭时要用小勺，以免大的勺子把汤汤水水弄到宝宝的小脸上，刺激宝宝娇嫩的皮肤。还有，当宝宝流口水的时候，千万别用湿纸巾、湿毛巾给宝宝擦，因为上面的水分蒸发时会带走更多的水分，这会让宝宝的皮肤更干燥，最好用柔软的干毛巾帮宝宝擦拭口水。

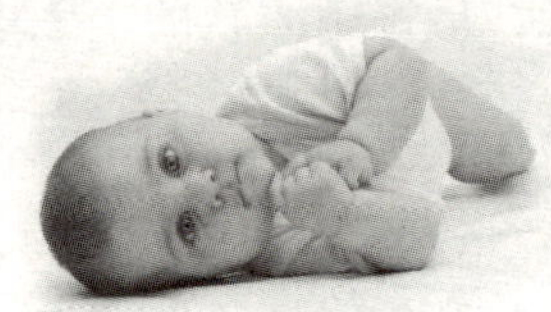

BABY ▶▶▶

可能发生的异常情况

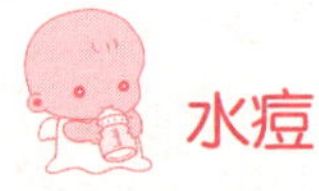

水痘

水痘是一种常见病、多发病，有很强的传染性，多见于冬春季节，6个月以内的宝宝因有母体获得的抗体，一般不会发生水痘；8个月以后的宝宝，就很容易传染发病。

宝宝出水痘时，如果没有其他并发症，对身体不会有太大的影响，只是病初发热时，宝宝显得萎靡不振，没有精神，嗜睡。

由于出水痘的部位有点痒，宝宝会烦躁不安，易哭闹。因为瘙痒难耐，宝宝常常用手去抓挠。宝宝的指甲和手部有许多细菌污染，细菌极有可能进入水疱中，引起疱疹糜烂化脓，留下瘢痕。

因此，爸爸妈妈护理出水痘患儿的关键，是不要让宝宝用手抓水疱，要给宝宝剪短指甲，保持手的清洁，必要时可戴上手套或用布包住手，以防宝宝抓破后继续感染。如果个别的水疱已抓破，应咨询医生，配置消炎药膏，避免感染。

由于出水痘，宝宝的食欲很差，因此，爸爸妈妈应给宝宝吃易消化的食物，并多吃维生素C含量丰富的水果、蔬菜，比如苹果、桃、西红柿等。宝宝出水痘期间，妈妈不要带宝宝去公共场所，不去有病人的家中串门，以防止宝宝发生其他感染。如果宝宝出现高热、咳嗽、抽搐等现象，应尽快到医院诊治。

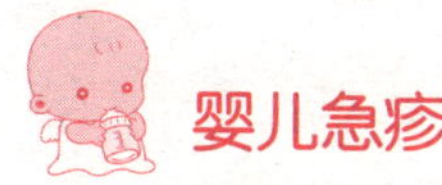

婴儿急疹

一直很健康的宝宝突然发起高热来，常会吓着爸爸妈妈。热退下来了后，身上常常出现一片片的小红点，这就是婴儿急疹！

婴儿急疹是婴幼儿期常见的发疹性疾病。本病主要多见于周岁内婴儿，四季均可发生，一生中感染2次以上者极少见。其临床表现是起病急，突然发热，一般体温高达39℃以上，用药后热度稍减，但不久又到39℃以上。尽管发高热让家长很紧张，但是孩子精神尚好，看上去不像一个发高热的孩子。这种情况持续3～4天，热退后周身出现略带玫瑰色的斑丘疹，1～3天皮疹消退，不留色斑，无脱屑。

婴儿急疹是一种自愈性疾病，过一星期左右热退疹出宝宝就会自行康复，但在皮疹出现前较难确诊。由于患病时宝宝体温很高，让父母非常担心。尤其是在体温骤然升高时，有10%～15%的宝宝会出现热惊厥，持续2～3分钟，令父母惊恐不已。

发病后，护理尤为重要。要让孩子卧床休息，尽量少去户外活动，注意隔离，避免交叉感染。发热时，要给孩子多喝水，吃容易消化的食物，适当补充维生素B和维生素C等。如果孩子体温较高，并出现哭闹不止、烦躁等情况，可以给予物理降温。体温超过38. 5℃时，要给孩子服用退热药，以免发生高热惊厥。

如果孩子已经确诊为婴儿急疹，而且孩子的精神状况比较好，家长就可放心在家里护理，不必一次次往医院跑。得了婴儿急疹，必须要经过几天高热、热退疹出的阶段。带着患病的孩子反复跑医院，不仅于事无补，反而有可能造成交叉感染，使病情复杂化。也不要乱给孩子服药，以免发生药物不良反应，加重病情。

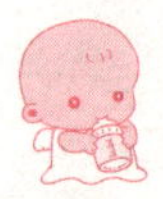

疱疹性口炎

疱疹性口腔炎也叫单纯性疱疹口腔炎，6个月到2岁的婴幼儿发病率较高。发病的部位多在口唇内、舌尖和舌体咽腭部，它是由病毒所引起的。免疫力较低下的婴儿是疱疹性口炎病毒攻击的主要对象。

起病时可有38℃～40℃的发热，1～2天后口腔黏膜上出现小水疱，可为单个，也可成簇。小水疱破溃后形成很浅的溃疡，上面有黄白色膜样渗出物，周围有红晕。患儿常有局部疼痛伴流涎，烦躁哭闹、拒食吐奶等表现。本病终年可以发生，冬春季为流行高峰，具有传染性。如果不经治疗，经过1～2周会自愈，但容易复发。

在护理患病宝宝时要注意：急性期多为对症处理，如退热、镇静等，并可根据医嘱用药；要注意保持口腔卫生，勤喂水；禁用刺激性或腐蚀性药物，如硝酸银、过硼酸等，局部可撒布锡散等中药，为预防继发感染，可涂2.5%～5%金霉素鱼肝油，以每两小时一次为宜；食物以微温或凉的流质或半流质为宜，避免酸性饮料，以减少刺激；应补充微量元素锌，可起到预防复发的作用。

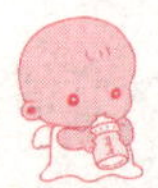

痱子的预防与治疗

夏日，宝宝娇嫩的肌肤最容易被痱子“盯”上，有专家指出，因为婴幼儿皮肤娇嫩，汗腺发育和通过汗液蒸发调节体温的功能较成年人差，所以更易生痱子。

⊙ 如何预防宝宝长痱子

怎样预防宝宝生痱子呢？主要从以下几个方面做起：

1. 应注意环境通风，避免过热，遇到气温过高日子，可适当使用空调降

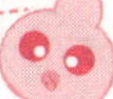

低室内温度；

2. 注意皮肤清洁卫生，看到宝宝大汗淋漓，就应及时擦干汗水，同时勤洗澡、勤换衣，保持皮肤清洁干燥；

3. 不要穿得过多，避免大量出汗，要穿宽松、透气性、吸湿性均好的棉质衣服；

4. 在炎热的夏天，不要一直怀抱着小宝宝，尽量让宝宝单独在凉席上玩，以免长时间在大人怀中，散热不畅，捂出痱子；

5. 宝宝睡觉宜穿轻薄透气睡衣，在透气的凉席上，不要让宝宝在塑料布上睡觉，也不要给宝宝脱得光光的，以免皮肤直接受到刺激；

6. 外出时，为宝宝准备遮阳帽、遮阳伞、儿童太阳镜，对于宝宝裸露在外的皮肤，涂抹上儿童专用的防晒霜；

7. 多饮水，尤其是温开水，可喝绿豆汤，吃清淡易消化的食物，少吃油腻和刺激性食物。

⊙ 护理长痱子的宝宝

如果宝宝长了痱子，那父母应从以下几方面进行护理：

1. 局部宜用温水清洗，冷水及热水均不宜。冷水洗澡，虽然开始在皮肤感觉上非常凉爽舒服，但会引起毛孔收缩，不利于汗腺分泌通畅，热水澡会对有炎症的痱子产生刺激。

2. 洗澡时不要用刺激性的碱性肥皂，要用宝宝专用的沐浴露及质地细腻不粗糙、柔软又不会擦伤皮肤的沐浴用具擦拭皮肤，注意保护皮肤不受损。洗澡后，一定要把身体冲洗干净，再用干净的大浴巾将身体擦干，以免沐浴露残留在皮肤上，造成刺激。

3. 在使用痱子粉时，不要在宝宝刚洗完澡的时候，就给他扑痱子粉，必须等他身上的水分全部干了以后再用。扑粉的时候也要注意一次不要太多太厚，以免痱子粉堆积，加重汗毛孔的堵塞。

4. 在使用花露水时，其香味应该清淡一点，刺激性小。在洗完澡后，在宝宝的颈部、腋下、大腿根部、膝盖窝等易长痱子的部位涂抹少许就可以了。

5. 要经常给宝宝剪指甲，勤洗手，避免宝宝因痱子瘙痒而抓破皮肤，引起继发感染。

6. 如果宝宝生痱子严重，痒痛严重且有渗出液，就不宜给宝宝扑痱子粉，而应该及时带宝宝去医院皮肤科就诊，在医生的指导下，使用一些专业药膏如炉甘石洗剂、百多邦涂患处。不宜擅自给孩子用一些油膏类药物，以免加重病情。

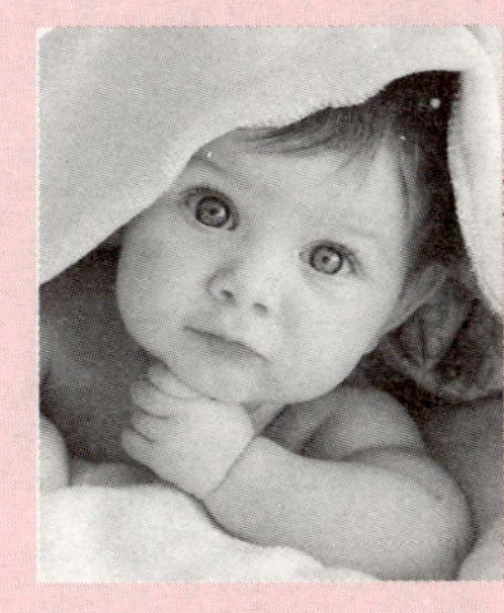

PART 9

第9个月

连滚带爬的小顽童 >>>

宝宝成长备忘录

身体发育情况

满九个月时，男宝宝的体重可达到7.2千克～11.3千克，身长为67.0厘米～77.6厘米；女宝宝的体重可达到6.6千克～10.5千克，身长为65.0厘米～75.9厘米。此时宝宝长出牙齿 2 ～ 4 颗。

语言

现在的宝宝能够理解更多的语言，你的交流具有了新的意义。在他不能说出很多词汇或者任何单词以前，他可以理解的单词可能比你想象的多。此时尽可能地与宝宝说话，可增加宝宝的理解能力，告诉他周围所发生的事情，要让你的语言简单而特别。无论你给他读书还是与他交谈，都要给宝宝充足的参与时间。提问并等待他的反应，或者让他自己引导。此时他也许已经能用简单语言回答问题；会做 3 ～ 4 种表示语言的动作；对不同的声音有不同的反应，当听到“不”或“不动”的声音时能暂时停止手中的活动，知道自己的名字，听到妈妈说自己名字时就停止活动，并能连续模仿发声。听到熟悉的声音时，能跟着哼唱，说一个字并表示以动作，如说“不”时摆手，“这、那”时用手指着东西。

动作

扶立时，宝宝的背、髋、腿能伸直，搀扶着能站立片刻，能抓住栏杆从坐位站起，能够扶物站立，双脚横向跨步。也能从坐立主动地躺下变为卧位，而不再被动地倒下。

宝宝的拇指和食指能捏起细小的东西。此时的宝宝会出现一个非常重要的动作，就是伸出食指，表现为喜欢用食指抠东西，例如抠桌面、抠墙壁。这些动作的出现不是偶然的，是宝宝心理发展到一定阶段表现出来的能力，是表示宝宝出现了一些探索性的动作。宝宝在摆弄物体的过程中能够初步认识到一些物体之间最最简单的联系，比如敲击东西会发出声音，所以他才会不厌其烦地反复地去敲，这是宝宝最初的一些“思维”活动，是宝宝心理发展的一大进步。家长应提供机会让宝宝做一些探索性的活动，而不应该去阻止他或限制他。

认知

此时的宝宝也许已经学会随着音乐有节奏地摇晃，能够认识五官。能够认识一些图片上的物品，例如他可以从一大堆图片中找出他熟悉的几张。有意识地模仿一些动作，如：喝水、拿勺子在水中搅等。可能他已经知道大人在谈论自己，懂得害羞；会配合穿衣。会与大人一起做游戏，如大人将自己的脸藏在纸后面，然后露出脸让宝宝看见，宝宝会高兴，并且会主动参与游戏，在大人上次露面的地方等待着大人再次露面。

情感

之前一段时期，宝宝是坦率、可爱的，而且和你相处得非常好；到这个时候，他也许会变得紧张执着，而且在不熟悉的环境和人面前容易害怕。他的行为模式出现巨大变化，是因为他有生以来第一次学会了区别陌生与熟悉的环境。本阶段可以预期的焦虑情绪是孩子与你关系健康的证据。对陌生人感到焦虑是孩子情感发育旅程中的一个里程碑。甚至对以前可以很好相处的亲属或儿童看护者，宝宝现在也会表现为躲藏或者哭泣，特别是在他们草率地接近孩子时。这种情况是正常反应，不必感到忧虑。同时，他对你更加依恋，这是分离焦虑的表现。正如他开始认识到每一个物体都是独特而永恒的，他也会发现只有一个你。当你走出他的视野时，他知道你在某个地方，但没有与他在一起，这样导致他更加紧张。他几乎没有时间概念，因此不知道你什么时候，或会不会回来。稍大一些，过去与你一起相处的记忆将在你离开期间安慰他，他会期望和你重新团聚。情感分离通常在10～18个月达到高峰，在一岁半以后慢慢消失。不要抱怨他的占有欲，尽你的努力维持更多的关心和好心情。你的行动可以教授他如何表达爱并得到爱，这是他在未来许多年赖以生存的感情基础。

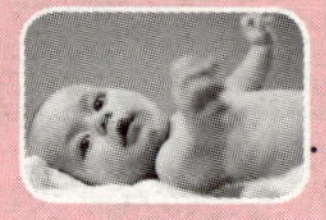

宝宝的营养加油站

BABY

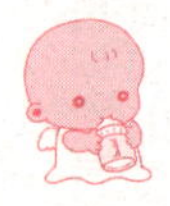

怎样给宝宝吃水果

水果味道酸甜、汁液多、口感好，能提供大量有机酸和酶，能促进消化液分泌，有利于食物的消化，作为一种膳食补充是很好的。

⊙ 喂宝宝水果的不同吃法

给1岁之前的宝宝喂水果，可以采用以下不同的吃法：

1. 水果汁

选择新鲜、成熟的水果，如柑橘、西瓜、苹果、梨等，洗净，去掉果皮及核，果肉切成小块，直接捣烂放入碗中。

然后用汤匙背挤压出果汁，或者用消过毒的纱布挤出果汁，也可用榨汁机榨取果汁。

2. 水果汤

将水果洗净后去果皮，用刀切成小块，放入沸水中，盖上锅盖，煮3～5分钟即可。

3. 水果泥

5个月大的宝宝即可吃果泥。先将水果洗净，然后用小匙刮成泥状。最好随吃随刮，以免氧化变色，也可避免污染。

当宝宝1岁以后，就可以直接吃各种水果了。

⊙ 喂宝宝水果时的注意事项

给宝宝喂水果时，应注意以下几点：

1. 吃水果不要影响饭量、奶量。由于宝宝的胃容量较小，如果水果吃得过多，就会影响孩子吃菜、饭和奶，使得热能和营养素摄入不足，影响宝宝生长发育。所以吃水果的时间最好安排在喂奶或进餐后，因为水果含糖比较多，奶前或餐前食用会影响正餐进食量。

2. 要选择新鲜的水果。水果变质腐烂后，又可引起微生物大量繁殖，有时甚至会产生毒素，食用后会危害健康。因此，水果必须吃新鲜的，当其变软、变酸或腐烂后一定不能吃。

3. 水果要清洗干净。由于水果生长过程中使用农药，在采集、运输、销售过程中又极易沾染微生物，特别是致病菌和寄生虫卵或其他有害物质。因此，水果在食用前必须清洗干净，尤其是一些皮很薄的小水果，如葡萄、草莓、杨梅、杏、李等，在水中清洗掉表面的灰尘杂物后，在清水中浸泡几分钟可除去30%的农药，再用1%～5%的洗涤剂浸泡15分钟可除去30%～60%的农药，最后用流动水清洗干净。也可用万分之一的有效氯消毒液浸泡5分钟，灭菌效果可达90%以上。过去常用的高锰酸钾对肠道菌的杀菌效果较差，不推荐使用。另外，还可以用清水把水果冲洗干净，然后直接削皮再喂。家长在准备工作中也要注意手的清洁，否则易引起宝宝的肠道感染甚至中毒。

4. 水果虽然营养丰富，含有维生素、矿物质和纤维素，但是，水果仍然不能代替蔬菜。蔬菜尤其是深色蔬菜中B族维生素及尼克酸、胡萝卜素的含量远高于水果，另外蔬菜中还有一些成分是水果中没有的，如大蒜中的植物杀菌素能杀灭多种细菌，萝卜中的淀粉酶有助于消化，这些都是水果所不及的。因此水果蔬菜各有其特点，不能互相取代。

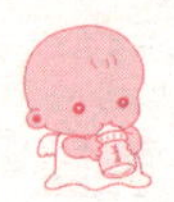

让宝宝学着自己用勺吃饭

当宝宝七八个月坐得好并能吃一些固体食物时，可试着让他用手拿着食物吃，如饼干、磨牙饼、苹果片等，鼓励宝宝自己用手拿食物吃。若八九个月时宝宝已能自如地用手拿食物吃了，就可以教他学着自己用勺吃饭。

宝宝刚开始练习用汤匙取饭菜时，可能会将饭菜撒在桌椅上及孩子衣服上，或将碗碟打碎，以致家长不再愿意让孩子练习了。这时最好给孩子准备一套无毒塑料碗碟，每次取少量饭菜放在孩子的碟子里供他练习，减少遗撒。

通过练习，孩子在12个月左右就能学会自己用勺子吃饭了。鼓励孩子自己进餐不但能强化孩子对食物的认知，并吸引孩了对进餐的兴趣，而且还可以锻炼他的手眼协调能力、生活自理能力，同时也能培养他的自信心。

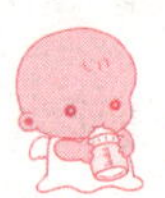

宝宝偏食怎么办

一般来说，越是味觉敏感的宝宝，越喜欢挑食，长此以往就养成了偏食的习惯。特别是当宝宝长到9个月时，这种对食物的偏好会表现得日趋明显。有些宝宝不爱吃蔬菜，菠菜、胡萝卜等统统不吃，若是强行喂他便会吐出来或用舌头顶回来。对此，爸爸妈妈真是又着急又无可奈何。

如果出现这种情况，爸爸妈妈可以试着改变食物花样来提高宝宝对食物的兴趣，比如把菜碾成泥后放在粥中，喂粥给宝宝吃；或把食物做成宝宝喜欢的形状；或改变食物的颜色，使食物变得好看等。

为了帮助宝宝改正这种不良习惯，爸爸妈妈还应在采购食品时力求品种多样化，吃饭时不要在宝宝面前表现出对某种食物的厌恶或喜爱。同时，不要强迫宝宝吃某种食物，以免造成宝宝对这种食品的抵触情绪。

此外，爸爸妈妈们需要明白的是，对于宝宝在婴儿阶段挑食的毛病，大可

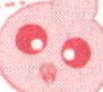

不必着急。因为大部分宝宝在婴儿期不爱吃的东西，到了幼儿期就可能变得爱吃了，对于偏食的纠正做些努力是可以的，但一定不要强制进行。

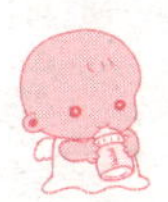

宝宝生病时如何喂养

对于生病的宝宝来说，任何好吃的东西摆在他面前他都不会有食欲。宝宝的饮食很有讲究，宝宝生病时的饮食更是一门学问。如何让宝宝在生病期间也能乖乖地吃饭、吃好饭，是许多年轻爸爸妈妈面临的棘手问题。

1. 发热

发热时，患儿新陈代谢加快，体内盐分和水分大量流失，因而治病首要解决的问题是补充足够的水分，以促进体内代谢产物和毒素的排出。

发热期间，饮食应以清淡、易消化为原则，宜少量多餐。疾病急性期，宝宝食欲差，最好喂以流质食物，如米汤、配方奶、果汁、绿豆汤等；恢复期或退热期，可调配半流质食物，如营养米粉、肉末菜粥、面片汤、鸡蛋羹等；退热后，可选择稀饭、面条、新鲜蔬菜等易消化的食物。肉类、鸡蛋等难以消化的荤腥食物应少吃。

2. 咳嗽

感冒、扁桃体炎、支气管炎、肺炎等常引起经久难愈的咳嗽、咳痰。

给咳嗽的宝宝多喝白开水对病情大有裨益。梨有清热化痰、健脾、养肺的功效，可以多食。饮食应以清淡为主，易消化的汤、配方奶等流质或鸡蛋羹、面条等半流质食物，新鲜蔬果如大白菜、菠菜、萝卜、西红柿等，既易消化，又富含各种维生素和无机盐。

带鱼、蟹、虾、肥肉等海味、油腻或过咸、过甜的食物，可能会加重胃肠负担，冷饮或生姜、大蒜、胡椒、葱、韭菜、辣椒等食物会使咳嗽加重。苹果、香蕉、橘子、葡萄及冰糖蒸梨等过甜或过酸的食物，也不宜给孩子吃。同时，含油脂较多的花生、瓜子、巧克力等，容易滋生痰液，少吃为佳。

3. 哮喘

哮喘是由于毛细支气管平滑肌痉挛，支气管内黏膜水肿和黏性分泌液增多所致。有的患儿由于哮喘反复发作，导致生长发育迟缓，营养吸收及肺功能相对较差，因此，饮食上的调理尤为重要。

哮喘患儿的饮食以清淡为宜，瘦肉、鸡蛋、豆类等含优质蛋白质的食物有助于补充营养，应适当进食。富含维生素的蔬菜和水果，如新鲜大白菜、萝卜、西红柿、橘子等，有助于修复因哮喘而受到损害的肺泡，增强宝宝的抗病能力。橘子、梨、柿子、杏、罗汉果、芥菜、藕、枣等，有化痰健脾功效，均宜适当进食。

海虾、蟹、带鱼等海腥食物，很可能是哮喘的过敏原，所以不宜给患儿进食。同样道理，过甜、冷冻、辛辣刺激性食物，对哮喘患儿也不适宜。

4. 腹泻

腹泻可由细菌或病毒感染、饮食不当、气候突变、营养不良、呼吸道感染等多种因素引起。

首先，家长要给宝宝补充足够的水分，以防脱水。适当减少喂食次数和每餐的摄入量，以减轻宝宝的胃肠负担。可给宝宝喂少量盐水、米汤、淡茶水；随病情好转，逐渐改为进食面片汤、米粥等清淡易消化的食物。

配方奶、甜食、豆制品等会使肠蠕动增加，引起肠胀气，并加剧腹泻，因此，该类食物腹泻患儿不宜进食。香蕉、梨、菠菜、西瓜、白菜、红薯等富含纤维素的蔬菜和水果也可促进肠道蠕动，故也要少吃；而辛辣类食品均需戒食。应限制蛋白质的摄入，尽量少食鸡蛋、奶类及肉类食物。

5. 口腔肿痛

宝宝患了口腔炎，即使想吃东西也会因为口腔疼痛而不能吃奶、吃饭。此时，妈妈应想办法将宝宝的饭食弄得清爽一些、水分多一点、柔软一些，以便下咽。要避免给宝宝吃很酸的食物、油炸食物、硬的食物、腌制食物以及太咸的食物。

当宝宝喉咙痛时，若进食固体食物，食物就会直接摩擦到发炎的地方引起疼痛。此时，应尽量让宝宝吃食用量小但热量充足、营养价值高的食物，如温热的鸡蛋羹、香蕉、果冻、哈密瓜、桃子等。另外，太热的食物也会刺激宝宝肿痛的部位，增加宝宝的不适感。

宝宝的口腔炎有很多时候是发热等疾病引起的，为了避免加重症状，宝宝还应尽量避免生冷或是冰冷的食物，以免这些食物对宝宝的口腔与呼吸道血管和黏膜过度刺激。同时，当宝宝咳嗽有痰时，应减少甜食的摄取，因为糖会造成痰液的增加，使得咳嗽的症状更加明显。

6. 盗汗

盗汗指当婴儿睡眠时，全身或身体某部位会大量出汗。

盗汗症患儿体质偏虚，故宜选择滋补型食物，如羊肉、鹌鹑、猪肝、兔肉、黄鳝、桂圆、核桃、黑木耳、大枣等，这些都是不错的选择。蔬菜、水果等滋润食品也可多食。

辣椒、辣酱、韭菜、大葱等辛辣刺激性食物，则不宜进食。

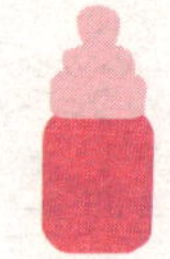

BABY ▶▶▶

日常护理小常识

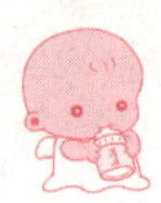

宝宝的私处护理

宝宝的私处是爸爸妈妈们最不知道该怎么护理的地方，不仅因为那里很娇嫩脆弱，而且这方面的护理知识也很少。那么，如何清洗和护理宝宝私处？下面为年轻妈妈们详细讲解。

⊙ 男宝宝的私处护理

对于男孩子，最必要悉心呵护的就是他的“小鸡鸡”（阴茎）和阴囊了。它们的重要性不言自明，而正确的清洗和保护尤其重要。

第1步：宝宝大便后首先要把肛门周围擦干净。先把柔软的小毛巾用温水沾湿，擦干净肛门周围的脏东西。

第2步：用手把阴茎扶直，轻轻擦拭根部和里面容易藏污纳垢的地方，但不要太用力。

第3步：阴囊表皮的皱褶里也是很容易积聚污垢的，妈妈可以用手指轻轻地将皱褶展开后擦拭，等“小鸡鸡”完全晾干后再换上干净、透气的尿布。

清理时要注意以下几点：

1. 水温要适宜。宝宝洗澡时的水温要控制在38℃～40℃，这不仅仅是要保护宝宝的皮肤不受热水烫伤，也能保护阴囊不受烫伤。爸爸妈妈们会发现，当天气很热或者宝宝兜着潮热的纸尿裤时，宝宝的阴囊就会软趴趴的，像个气球皮儿，里面的小蛋蛋明显地圆圆地鼓着，这就是因为受热，阴囊壁的平滑肌呈

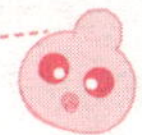

反射性舒张，自我保护地瘫软散热；而如果遇冷，阴囊就会缩成一团，保护必要的体温。所以，在洗澡的时候，一定要控制好水温。同时，每次大便后也需要冲洗。

2. 切莫挤压。宝宝的“小鸡鸡”，布满筋络和纤维组织，又暴露在体外，十分脆弱。在洗澡的时候，新手爸妈很容易因为紧张或者慌乱，手部无意中用力，挤压或者捏到宝宝的这些部位，因此需要特别注意。

3. 重点清洗。清洗的重点应该是最容易藏污纳垢之处。所以，要把“小鸡鸡”轻轻地抬起来，轻柔地擦洗根部，再有就是阴囊下边，也是一个“隐蔽”之所，包括腹股沟的附近，也都是尿液和汗液常会积留的地方。

此外，护理时还需注意，在给宝宝穿戴纸尿裤的时候，注意把“小鸡鸡”向下压，使之伏贴在阴囊上。这样做，一是为了不让宝宝尿尿的时候冲上尿，弄湿衣服，另外，也可以帮助宝宝的阴茎保持自然下垂的状态，避免将来影响穿衣的美观。如果宝宝已经不再戴尿布，排尿后最好用干净的手纸沾干尿液，保持干爽。另外，要给宝宝单独准备一套洗具。

⊙ 女宝宝的私处护理

女宝宝性器官的最大特征是外生殖器离尿道和肛门很近，十分容易感染。所以，清洗和护理要比男宝宝更细致。给女宝宝清洁的步骤如下：

第1步：大便后用湿毛巾从前往后擦掉脏东西。也可以先用装入温水的喷雾器从前往后冲洗，这样脏东西就容易洗掉了，之后再用湿毛巾擦拭就会更方便。

第2步：用湿毛巾慢慢地将小阴唇周围的脏东西擦掉。即使是小便后也要擦干净。可以将毛巾叠成细长条，然后在小阴唇的沟里滑动擦拭。也可以用在超市里买的棉签，蘸水轻轻地擦拭。

第3步：大腿根部的夹缝里也很容易沾有污垢，妈妈可以用一只手将夹缝拨开，然后用另一只手轻轻擦拭，等小屁股完全晾干后再穿上尿布。

平时护理时需要注意以下两点：

1. 小内裤要早穿。内裤的选择，应该是吸收力强的、透气的、棉质的、宽松舒适的。妈妈们请早点给女婴穿满裆裤，尽量少让外面不干净的细菌轻易和阴部直接接触。

2. 小尿裤要及时换。干净、清爽、透气的环境是阴部最理想的环境。女宝宝还没有离开尿布，无论是使用尿布还是纸尿裤，都应当选择透气性好的、安全卫生的。便后妈妈们一定要记得及时更换尿不湿。尿道的开口处直接与内部器官相通，尿液的残留成分会刺激宝宝皮肤，容易患尿布疹，干扰严重了，会过敏发炎。如遇红臀现象，可擦柔和的婴儿护臀霜。

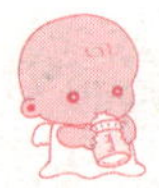

正确给宝宝洗头洗脚保健康

⊙ 洗头

经常给宝宝洗头，不仅可以清洁头部，预防生疮长痱子，同时也有利于宝宝的头发生长。如果你的宝宝有每天洗澡的习惯，在洗澡的时候可以先洗头。如果不是每天都给宝宝洗澡，可以根据季节每隔2～3天洗一次头。如果夏天天气太热，宝宝出汗多，也可以每天洗2～3次澡，并同时洗头。

给宝宝洗头时，要选用无刺激、易起泡沫的宝宝专用洗发液。在给宝宝洗头时，可用左手托住宝宝的头部，同时要用左手拇指及中指捂住宝宝的耳朵，以免洗头水流进去。然后右手用小毛巾蘸水轻轻洗，并可用手指肚轻轻按摩宝宝的头皮，不可用力揉搓头皮和头发，以免头发缠成一团不容易梳理，拉扯头发使头皮受损，导致头发脱落。洗完后必须充分地冲洗干净，不要残留一点洗发液。如果不慎将水流进宝宝的耳朵，可用干净的棉签蘸干耳朵里的水。

洗完后要用专用毛巾轻轻地把宝宝头上的水擦干，并且最好用柔软而有弹性的宝宝专用发梳为宝宝梳理头发，这样可刺激头皮，促进局部血液循环，促使头发生长。

此外，需要注意的是，有些父母早晚都给宝宝洗澡洗头，特别是夏天，而

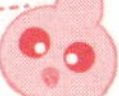

且每次都用洗发水，这是错误的。给宝宝一天洗两次，用清水洗就行了。

⊙ 洗脚

给宝宝洗脚时，爸爸妈妈需要注意的是，不要用过热的水或凉水给宝宝洗脚，那样会对宝宝造成伤害。人的脚由26块大小不同、形状各异的骨头组成，彼此间借助韧带和关节相连，共同构成一个向上凸的弓形——足弓，主要为了缓和行走和跑跳时对机体的震荡，保护足底的血管和神经免受压迫。

足弓是从儿童时期开始形成的，因此要从小注意保护。如果常用热水给宝宝洗脚或烫脚，宝宝足底的韧带就会变得松弛，不利于足弓的形成和维持，容易形成扁平足。所以爸爸妈妈不要经常用过热的水给宝宝洗脚，更不能用热水长时间给宝宝泡脚。

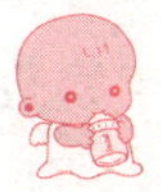

不适宜给宝宝洗澡的情况

给宝宝洗澡是一种很好的皮肤锻炼。特别是天暖后，皮肤容易大量出汗，应经常给宝宝洗澡。但出现下列情况时，要暂停给宝宝洗澡：

发热、呕吐、频繁腹泻时，不能给宝宝洗澡，因为洗澡后全身毛细血管扩张，易导致急性脑缺血、缺氧而发生虚脱和休克。

宝宝打不起精神，不想吃东西甚至拒绝进食，有时还表现出伤心、爱哭，这可能是宝宝生病的先兆或者是已经生病了。这种情况下给宝宝洗澡势必会导致宝宝发热或加剧病情的发展。

发热经过治疗退热后不到两昼夜即48小时以上者，是不宜洗澡的。因为发热宝宝抵抗力极差，很容易导致再次受外感风寒而发热。

若遇宝宝发生烧伤、烫伤、外伤，或有脓包疮、荨麻疹、水痘、麻疹等，也不宜给宝宝洗澡。这是因为宝宝身体的局部已经有不同程度的破损、炎症和水肿，马上洗澡会进一步损伤引起感染。

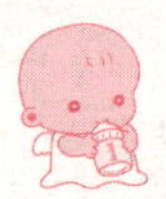

宝宝睡觉时要关灯

现在，有些年轻的父母，他们在晚间活动时，往往习惯于让宝宝在灯光下睡觉。其实，这样做对宝宝的健康是有害的。

科学家们研究发现，任何人工光源都会产生一种微妙的光压力。这种光压力的长期存在，会使人，尤其是婴幼儿表现得躁动不安、情绪不宁，以致难以成眠。同时，让宝宝久在灯光下睡觉，进而影响网状激活系统，致使他们的睡眠时间缩短，睡眠深度变浅且易于惊醒。

此外，宝宝久在灯光下睡眠，还会影响视力的正常发育。我们知道，熄灯睡眠的好处，在于使眼睛和睫状肌获得充分的休息。长期在灯光下睡觉，光线对眼睛的刺激会持续不断，眼睛和睫状肌便不能得到充分的休息。这对于婴幼儿来说，极易造成视网膜的损害，影响其视力的正常发育。

忠告年轻的父母们，为了宝宝的健康成长，当他们睡觉的时候，请你务必将室内的灯关掉，这样做要比室内保暖、安静更为重要。

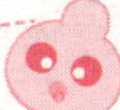

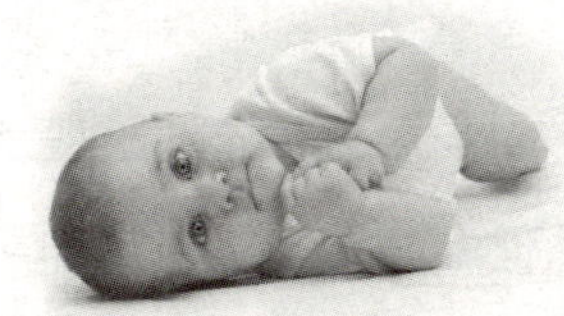

BABY ▸▸▸

可能发生的异常情况

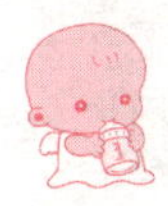

外耳道疖肿

外耳道疖肿，是因为给婴儿洗头时的污水、喂药时的药汁、呕吐时的呕吐物灌入孩子耳道或是给宝宝掏耳朵时，不小心划破了外耳道皮肤，细菌乘机侵入引起的。

症状多表现为耳朵疼痛，尤其是张嘴嚼东西时更痛，还常牵扯到半边头痛，影响吃饭和睡眠，有些婴儿还伴有低热。

这种情况下，可用湿毛巾冷敷婴儿的耳朵，在口服或注射抗生素的同时，向耳朵里滴耳油或新霉素等滴耳液，消炎止痛。耳道里不要涂紫药水，因为染上颜色的皮肤不易观察，可能掩盖病情。

如果疖肿有了脓点，要请耳科大夫进行引流，防止炎症进一步恶化，影响听力。

此外，应注意耳部清洁，如洗头时应将耳孔遮盖防止耳道进水，溢奶或耳道进水后要及时清理。

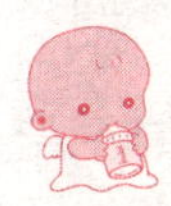

隐睾

隐睾（也称“睾丸未降”）是指男宝宝出生后睾丸仍留在腹腔中或腹股沟

内，而没有在出生前沿着腹股沟管下降进入阴囊。隐睾在男宝宝中并不少见，特别是那些早产的宝宝常常伴有一侧或两侧隐睾。由于宝宝的睾丸大概会从出生前8周开始下降进入阴囊，所以，隐睾在早产儿中更常见。在足月出生的男宝宝中，大约有1/30会出现隐睾症状。

一般来说，正常情况下，胎儿到4～6个月时，睾丸就已经下降到腹股沟内环口处，7～9个月时下降到阴囊里。然而，在下降过程中，有的宝宝可能一侧或双侧的睾丸并没有完全降落到阴囊里，而是停留在半路上，最常见在大腿根部的腹股沟管内、腹股沟外环或腹腔内。出现隐睾的宝宝，大多数在1岁之内，还有可能使睾丸自然下降到阴囊的可能，而在1岁以后如果还没有归回，则就不大可能了，必须尽早做手术治疗。

隐睾的诊断并不难，只要父母留意便能及早发现。因此，宝宝在这个月时，父母应检查一下阴囊里是否有睾丸。如果摸不清或摸不到，则要及早就医。若是能得到早期治疗，便会避免以上各种不良后果的发生。

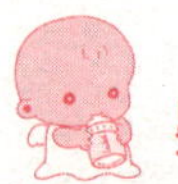

婴儿烫伤

这个月龄的婴儿能自由活动了，并且好奇心强，可是自我保护的意识还较弱，同时宝宝的动作还不协调，回避反应又迟缓，一旦爸爸妈妈在看护时稍有疏忽，就容易发生烫伤意外。婴儿皮肤娇嫩，一旦烫伤，受伤程度要比成人严重得多，伤势较轻也可能会留下瘢痕，程度重时甚至可危及生命。

那么，如果不小心婴儿被烫伤了，家长应该怎么做呢？

1. 如果烫伤轻微可先用大量冷水冲洗，降低伤处的热度，冲洗的时间至少要20分钟，也可用白酒反复涂抹患处。烫伤的处置法因烫伤程度不同而不同，由烫伤的深度与宽度来决定，如全身性的烫伤就不能用水冲洗。烫伤以后会形成水泡，应赶紧连着衣服泡到水中，等安顿后再脱衣服，勉强脱或剪开衣服，常会伤到皮肤，如果没有把握要到医院进行处置。

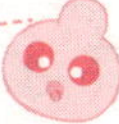

2. 烫伤的面积即使范围很小，如果达到肌肤的深度，就是严重的烫伤，也应该去医院就诊。此外，婴幼儿容易休克，应加以重视。脸或阴部的烫伤最初需要专科医生的治疗，宝宝的手脚容易形成瘢痕或挛缩，因此不要随便改变或停止治疗。

（1）烫伤的深度。第一度皮肤红肿、疼痛。第二度形成水泡、溃烂。第三度最为严重，皮肤与组织完全受伤，形成溃疡状。

（2）烫伤的面积。烫伤严重与否，可由身体表面积的百分比来决定。如果烫伤面积很大，即使是一度烫伤，也需进行全身治疗。如果是脸、眼、外阴部烫伤，即使是1%～2%的面积，也必须住院治疗。

（3）如果用大量冷水冲洗烫伤的部位，烫伤面的污垢大多会冲掉，因此最好是不擦任何一种药，用纱布、毛巾等清洁布包住，立刻送去医院处理。此外，不要把水泡弄破，用清洁的纱布覆盖，直接送去医院。

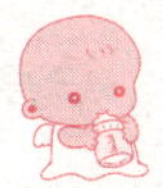

宝宝抽风时怎么办

⊙ 什么是“抽风”

“抽风”又称为“惊厥”，是宝宝常见的急症之一，是由多种原因引起的大脑皮质运动神经细胞突然大量异常放电而使全身或局部肌肉出现暂时的、不随意的收缩，常伴有意识障碍。具体表现为双眼凝视、斜视或上翻，面色由红转青，头转向一侧后仰，面部、四肢肌肉呈阵挛性或强直性抽动。由于喉肌痉挛、气道不畅，可伴有屏气。部分宝宝有大小便失禁现象。一般抽搐持续数秒钟或数分钟后自止，宝宝往往十分软弱，想睡觉，然后进入昏睡状态。

出生后4周以内的新生儿惊厥较特别，常只有一侧肢体的跳动或强直、下颌抖动、频繁眨眼、双眼凝视、屏气发作等。如果抽风时间过长，可能因缺氧而引起脑功能损伤，发展成各种后遗症。

⊙ 宝宝在家发生惊厥该怎么办

如果宝宝在家发生了惊厥，家长千万不要惊慌失措，也不要抱着正抽搐的孩子就往医院跑，首先应该立即将孩子平卧在床上或其他合适的地方，松解领扣，掐人中穴止痉，保证周围环境通风良好，没有特别的刺激（温度、声音、光线、气味等）。

然后把患儿的头偏向一侧，注意清理孩子的口腔分泌物，这样做是为了防止气道阻塞，因为当孩子抽风时，产生的口腔分泌物和胃部反流物很容易被吸入肺部，造成窒息。一旦发现孩子出现窒息，你一定要立即对他进行口对口和鼻一起呼吸，而不是像成人一样捏住鼻对着口呼吸。人工呼吸的频率，婴儿为每分钟20次，儿童为每分钟15次。

宝宝抽风病人咬断自己舌头的事情常常会发生，因此为孩子垫上一个牙垫，无疑是保护孩子舌头的好办法。我们可以将筷子、勺柄缠上布条，或是直接用棉花都可以成为牙垫，将牙垫放在上下牙齿之间，孩子的舌头就安全了。如果孩子还在发热的话，你可以用冷水毛巾敷其头部，并用温水或者30%左右浓度的酒精，轻擦孩子的皮肤、四肢及腋下、腹股沟处，这样才有利于体温由扩张的体表毛细管散失。

大部分情况下，家长在小孩需要急救的时候，往往会因为惊慌而不知道从何着手。这种紧张慌乱的情绪，无形中会给孩子带来很大的压力，甚至会加重孩子的病情，你的乱摇乱动，甚至会给孩子带来生命的危险。因此，当宝宝抽风发作时，请一定要保持冷静，花十几秒钟来确定到底发生了什么，并在救护车到来或是送往医院之前，做些相应的急救。无论什么原因引起的抽风，未到医院前，都应尽快控制病情，因为严重的抽风会引起脑组织损伤，留下后遗症，甚至导致死亡。

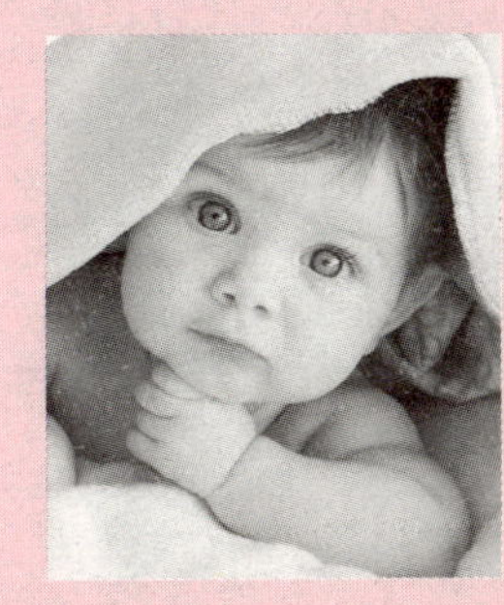

PART 10

第10个月

会叫爸爸妈妈的乖宝宝

宝宝成长备忘录

身体发育情况

满10个月时，男宝宝的体重可达到千克7.6千克～11.7千克，身长为68.3厘米～78.9厘米；女宝宝的体重可达到6.9千克～10.9千克，身长为66.2厘米～77.3厘米。此时的宝宝已经长出大约 4 ～ 6 颗牙齿。

动作

爬行时四肢能伸直。可以手掌支地撑起，独立站起来。可沿着家具横着走，可爬上、爬下椅子。

能从站姿坐下，从坐姿俯卧。

一只手可拿两件小东西。会摇摆以线悬挂的东西，可能会分工使用两手，一手持物，一手玩弄。能笨拙地将手中的物品放开。能控制肛门小肌肉。

语言

此时的宝宝也许已经会叫妈妈、爸爸，能够主动地用动作表示语言。孩子发出可识别的词汇的年龄有很大差异。有些孩子周岁时已经学会2～3个词汇，但可能性更大的是，孩子周岁时的语言是一些快而不清楚的声音，这些声音具有可识别语言的音调和变化。只要孩子的声音有音调、强度和性质改变，他就在为说话作准备。在他说话时，你反应越强烈，就越能刺激孩子进行语言交流。开始能模仿别人的声音，并要求成人有应答，进入说话萌芽阶段。在成人的语言和动作引导下，能模仿成人拍手、挥手再见和摇头等动作。

认知

此时的宝宝能够认识常见的人和物。他开始观察物体的属性，从观察中他会得到关于形状（有些东西可以滚动，其他则不能）、构造（粗糙、柔软或光滑）和大小（有些东西可以放入别的东西中）的概念，甚至他开始理解某些东西可以食用，而其他的东西则不能，尽管这时他仍然将所有的东西放入口中，但只是为了尝试。遇到感兴趣的玩具，试图拆开看里面的结构，体积较大的，知道要用两只手去拿，并能准确找到存放食物或玩具的地方。此时宝宝的生活已经很规律了，每天会定时大便，心里也有一个小算盘，明白早晨吃完早饭后可以去小区的公园里遛达。

情感

随着时间的推移，宝宝的自我概念变得更加成熟，他会见陌生人和与你分离时几乎没有障碍，他自己也将变得更加自信。喜欢被表扬；主动亲近小朋友。以前你可能在他舒服时指望他能听话，但是现在通常难以办到，他将以自己的方式表达需求。当他变得更加活跃时，你会发现你经常要说“不”，以警告他远离不应该接触的东西。但是即使他可以理解词汇以后，他也可能根据自己的意愿行事，必须认识到这仅仅是强力反抗将要来临的前奏。

在这个阶段，宝宝会表现出害怕他以前学步时曾经适应的物品或情况的现象。在这个时期，害怕黑暗、打雷和吸尘器的声音很常见。

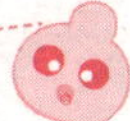

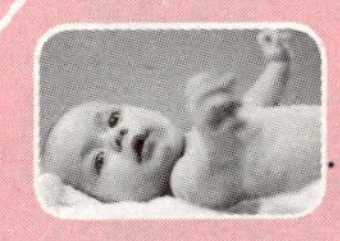

宝宝的营养加油站

BABY

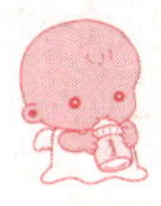

辅食添加原则

婴儿时期辅助食物的添加，实际上是帮助宝宝从乳类喂养到成人饮食的过渡，所以每个阶段的辅食添加也不同，在9~10个月期间，宝宝的辅食添加质地以细碎状为主，饮食数量也会有所增加。虽然由于这个时期宝宝乳类饮食相对减少，因此很多家长都希望宝宝多吃点，其实只要宝宝的营养摄入正常，大可不必如此。

由于9~10个月的宝宝活动能力增强，可自由活动的范围增加，有些宝宝不喜欢一直坐着不动，包括喂食物的时候也是如此。若出现这样的情况，在喂食物前最好先为宝宝找个安静的吃饭环境，把能够吸引宝宝的玩具等收好，固定喂食物的时间。当宝宝吃饭时出现扔汤匙的情况，就不要再给宝宝喂食物了，此时最好收拾起饭桌，不要到处追着给宝宝喂食物，以培养宝宝良好的饮食习惯。

有些家长喜欢临睡时给宝宝喂奶，这样虽然宝宝可以比较安静地进入睡眠，但做法却是错误的。这样不但容易造成宝宝龋齿发生，也容易造成宝宝吸呛。当宝宝快要进入睡眠状态，意识不清时咽部肌肉的协助性就变得较弱，咽部软骨不能有效保护气管口，易使奶水渗入气管造成吸呛，重者宝宝将有生命危险。临睡时给宝宝喂奶也可造成宝宝食欲降低，在昏昏沉沉时喂奶后，当宝宝清醒后会没有饥饿感，会降低宝宝的饮食欲望。此外也会养成宝宝被动的心理行为。

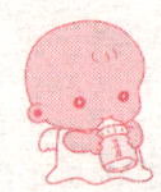

吃得杂，宝宝易积食

现在的孩子不愁吃不愁喝，节日期间大吃大喝的情况往往少了许多。既然这样，宝宝为何还会积食呢？少了大吃大喝并不等于说孩子吃得少了。由于儿童食品种类的增加，其实，宝宝吃的东西往往比以前更多、更杂，而一些不合理的饮食非常容易形成积食，比如：红薯和花生，红薯和鸡蛋，冷热食物混合吃，尤其是先吃热食后吃冷食，非常容易造成食物在胃内“打架”。

如果宝宝有了下列表现，那就是患了积食：

1. 宝宝在睡眠中身子不停翻动，有时还会咬咬牙，所谓“食不好，睡不安”。

2. 宝宝最近大开的胃口又缩小了，食欲明显不振。

3. 宝宝小手常常捂着自己的小肚子。

4. 可以发现宝宝鼻梁两侧发青、舌苔又厚又白，还能闻到呼出的口气中有酸腐味。

专家表示：积食不是小问题，它不仅增加宝宝肠、胃、肾脏的负担，还可能给这些脏器带来疾病。因此，需要父母们引起足够的重视。

预防宝宝积食可以从以下几点做起：

1. 调整饮食结构：给孩子安排多吃些易消化的食物，不要总怕宝宝营养不够而盲目添加营养饮食。

2. 饮食不宜过饱：营养再丰富的食物也不能吃太多，否则非但不利于强身，弄不好反而会形成食积、腹泻等状况。

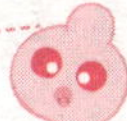

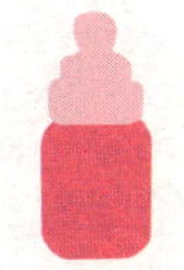

BABY ▶▶▶

日常护理小常识

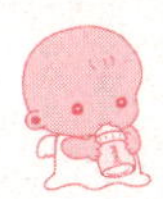

注意观察宝宝的睡眠状态

在一定程度上，宝宝的睡眠状态也是身体健康状况的一种表现，因此妈妈或爸爸平时要注意观察宝宝的睡眠状态，这对宝宝的健康护理和预防疾病十分重要。

身体健康的正常宝宝，睡眠状态有显著的特点，比如入睡后安静，睡得很踏实，呼吸声音轻而均匀，面目舒展甚至还有微笑的表情，有时头部略有微汗。

如果你的宝宝睡眠时出现异常，就要分别对待，因为这些异常一般可以分为非病理性异常和病理性异常。

如果你的宝宝晚上睡不安稳，或者不踏实，可能是白天兴奋过度；如果睡眠后出现哭闹，可能是宝宝饿了或小便后尿布湿了，有些宝宝睡眠时出现惊哭现象，可能是做噩梦所致，等等。这些睡眠异常都属于非病理性的，对于这些现象，由于每个宝宝各自的睡眠规律和睡眠表现都不一样，妈妈可做针对性处理。

如果你的宝宝在睡眠时，出现入睡后易醒、烦躁不安、时而哭闹乱动、夜惊、头部多汗，甚至时常浸湿头发和枕头，或者出现全身皮肤干燥发烫，呼吸急促，每分钟超过50次；脉搏加速超过正常次数，每分钟超过130次等异常现象，可能是一些发病的前兆，妈妈或爸爸应带宝宝到医院检查，以便给予及时治疗。

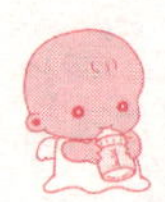

经常检查宝宝的鞋

这个月龄的宝宝活动量比以前大大增加，特别是会坐、会爬，并开始学扶站和学走路之后，爸爸妈妈就不能给宝宝穿得过多，同时还要注意宝宝的鞋子是否合脚。

⊙ 哪种鞋最好

宝宝的鞋子应该要轻而且有弹性，这样才能更易于合脚。有些父母认为宝宝鞋应该是硬底的，以便能支撑脚，这个观念是不正确的。

鞋的材料天然的最好。天然的材料，如软皮革或帆布，能让宝宝的脚呼吸。他的脚比你的脚更易出汗，故应避免乙烯基、塑料或合成皮所做的鞋。鞋子应该坚固但不是僵硬。宝宝应该能够稍微弯曲前脚掌，如此有助于他走得更好。

圆头脚是较理想的选择，因为它对脚部动作的限制不会像尖头的鞋子那么多。检查鞋底有一些摩擦力，但不要太多。你不希望鞋底会滑，但也不希望它有太强的地板抓力，要避免庞大或平台式的鞋底。

另外，在帮宝宝买鞋前不妨请教儿科医生，哪一种鞋子最适合你的宝宝。宝宝穿鞋时，脚上要穿袜子。当他开始到处移动走路时，要买合脚的鞋，而不是看起来“可爱”的鞋。他的袜子也要合适，袜子不应该太紧、太松或太厚。

⊙ 经常检查是否合脚

爸爸妈妈应当每周检查一次宝宝鞋的合脚情形，因为宝宝随时都可能出现快速成长期。只要大拇指尖与鞋尖之间有适当的空隙就没有关系。要留意宝宝走路的变化，如果鞋子不合适的话，宝宝穿它走路的协调性、平衡性或行走模式会出现变化，发现宝宝走路出现异样，可能就有问题并同时检查脚上是否有水疱，以及其他鞋子可能需要调整的现象。当他的大拇指碰到鞋尖时，就是该

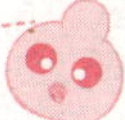

买新鞋的时候了。

如果宝宝的脚部磨出了水疱，可以在水疱处冷敷几分钟。用温和的肥皂及水清洗该部位，拍干。用一支消毒过的针（用酒精清洁），从边缘将水疱刺破，轻轻挤出液体，让皮肤留在原处，覆上薄绷带。再次帮宝宝穿鞋之前，先在该部位覆一层棉布以免它受到摩擦。

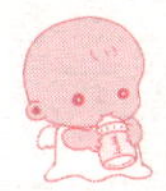

预防宝宝形成“八字脚”

走路的正常步态就是两只脚接近平行，但是如果宝宝走路时两只脚尖相对或者是两个脚跟相对，就会出现“八字脚”，前者叫作“内八字”，后者叫作“外八字”。

⊙ “八字脚”的形成原因

一般来说，孩子形成“八字脚”，主要的有以下几个原因：

1. 过早学步、站立。由于宝宝腿步的力量不够，在学步和站立时，双脚就自然地分开，使脚底面积加宽，以便站稳，防止跌倒，这样便产生双脚自然分开的姿势。

2. 过早穿皮鞋。幼儿在学走路时就穿皮鞋，尤其是穿硬质皮鞋，因为宝宝足部骨骼软，脚腕部力量弱，常有一种“带不动”鞋的现象，所以，久而久之，便使步态扭曲。

3. 体内缺钙。当幼儿骨骼含钙低时，脚部骨质不定形，在行走和站立时因重力作用的结果，容易使双侧髓关节向外分；从而形成“外八字脚”。

⊙ 预防方法

对孩子可能形成“八字脚”，要做到早预防，其主要的预防方法有：

1. 穿布鞋。在幼儿初学走路时，应给孩子穿布鞋或胶底鞋，不要给孩子过早地穿硬质皮鞋。

2. 鞋应合脚。幼儿不要穿过大的鞋，应穿合脚的鞋，也不能穿挤脚的小鞋。孩子的脚长得快，买鞋时，买大一号就可以了。一旦鞋子挤脚，就必须更换，不能凑合穿。

3. 不过早走路。不要让孩子过早学走路，同时给予孩子充足的含蛋白质、钙质和维生素D丰富的食物，并让孩子多晒太阳。

总之，只要注意上述各点，就可以有效地预防孩子形成“八字脚”。

⊙ 矫治办法

如果孩子已形成了“八字脚”，应早期进行纠正练习。年龄较小的孩子，在训练时家长可在孩子背后，将两手放在孩子的双腋下，让孩子沿着一条较宽的直线行走。行走时要注意使孩子膝盖的方向始终向前。使孩子的脚离开地面时身体重心在足趾上，屈膝向前迈步时让两膝之间有一个轻微的碰擦过程。每天练习2次，长期坚持定有效果。

年龄较大的孩子，可让孩子自己在镜前的地板上每天沿着一条胶带或直线走1～2次。练习时，要求孩子注意脚背和脚尖的动作，只要反复练习，久之便可纠正“八字脚”姿势。

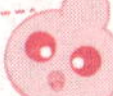

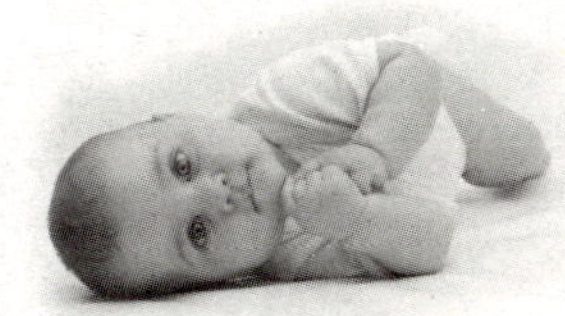

BABY ▶▶▶

可能发生的异常情况

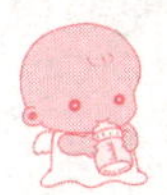

秋季腹泻

每年的10月中旬到11月之间是宝宝秋季腹泻的高发季节，此时父母一定要做好保护工作。但疾病的到来往往防不胜防。

⊙ 秋季腹泻的三大症状

第一大症状：发热

宝宝发病初期多先有发热、咳嗽、流泪等上呼吸道感染现象，体温较高，一般为38℃～40℃。有的爸妈误以为宝宝感冒了，给宝宝喂治疗感冒的药物。

第二大症状：腹泻

不久，宝宝便开始腹泻，一天拉稀十几次，甚至二十几次，多是“哗啦”一下，几乎是从肛门中窜出来。大便呈水样或蛋花样，无特殊腥味及黏液、脓血。爸妈有时不能从尿布上区分出宝宝拉出的是大便还是小便。

第三大症状：呕吐

宝宝频繁呕吐，吃什么吐什么，有时不吃也吐，开始时吐清水样的东西，之后吐出黄色的苦水。

⊙ 宝宝腹泻，爸妈应做7件事

1. 及时取宝宝的大便去医院检查化验，查明原因。引起腹泻的原因有多种，不能凭感觉断定宝宝就是患秋季腹泻，应依靠医生的帮助加以辨别。

2. 如果宝宝腹泻一天超过8次，或虽次数不多，但大便量比平时多出两三倍，或排出的全是水，呈喷射状，应及时带宝宝就医。

3. 秋季腹泻是轮状病毒感染所致，抗菌素治疗没有效果，所以不要动辄使用抗菌素，治疗的关键是补液。

4. 如果宝宝腹泻加呕吐，不能补充口服补液盐，或尽管不呕吐，但宝宝就是不喝补液，也要及时带宝宝去医院。

5. 宝宝腹泻时，要及时把排泄物处理干净，这很重要。

6. 及时补充丢失的水分和电解质，可购买口服补液盐。在疾病初期，使用口服补液盐，配合其他治疗，不但解除了宝宝的痛苦，还避免住院，节约开支。

7. 如果宝宝呕吐或喂水后就吐，就不能强迫宝宝喝水，更不能认为喂进了补液盐就不会出问题。宝宝丢失的液体要比补充的液体明显增多，就必须及时看医生。

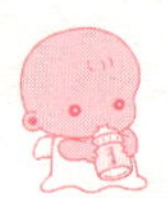

急性胃肠炎

宝宝急性胃肠炎是一种常见的消化道疾病。婴幼儿胃肠道功能比较差，对外界感染的抵抗力低，稍有不当就容易发病。

肠道内的感染由细菌和病毒造成，特别是致病性大肠杆菌，是主要的致病菌。如果宝宝有病时不合理地使用抗生素，会造成霉菌对胃肠道的侵犯。上呼吸道的炎症、肺炎、肾炎、中耳炎等胃肠道以外的疾病，可以由于发热和细菌毒素的吸收而使消化酶分泌减少，肠蠕动增加。不合理地喂养婴幼儿，使宝宝吃得过多、过少或过早、过多吃淀粉类、脂肪类食物，突然改变食物，突然断奶等，都能引起宝宝拉肚子。气候变化，如过冷会使肠蠕动增加，过热可使胃酸及消化酶减少分泌，也可以诱发急性胃肠炎。

⊙ 胃肠炎表现有轻重

急性胃肠炎如果引起轻型腹泻，一般状况良好，每天大便在10次以下，

为黄色或黄绿色，少量黏液或呈白色皂块，粪质不多，有时大便呈“蛋花汤样”。较重的胃肠炎表现一天大便次数超过10次，大便为水样、糊状、细菌性带有黏液、脓或血液。全身出现脱水现象，伴有发高热、昏睡。最严重的胃肠炎表现一天大便在15次以上，水样大便喷射而出，有重度脱水现象，即皮肤干燥、眼球凹陷、眼圈发黑、小便减少，口渴、不安，此外可出现血酸症、呼吸不适、虚脱、半昏迷等状态。由于钾缺乏及水肿的关系，腰部膨胀，有肠麻痹现象。若不及时进行治疗，死亡率可高达30%以上。

⊙ 胃肠炎的治疗随因而异

宝宝胃肠炎的治疗主要是病因治疗和对症治疗，就是说，急性胃肠炎是由什么原因引起的，一定要设法查出病因并及时消除这个病根子。宝宝出现什么症状，就设法消除这个对身体有害的症状。如果是由消化不良引起的，可以调整饮食并服用乳酶生、酵母片等；如果是由身体的其他疾病引起的，就积极治疗疾病；如果是不合理使用抗生素引起的，就需请教医生，停用抗生素。宝宝呕吐、腹泻失水过多，要及时补充水和电解质。发高烧时，应采用物理或药物降温；缺钾补钾，缺钙补钙。有代谢性酸中毒或休克时，应及时采取措施进行急救。

⊙ 急性胃肠炎的饮食原则

母乳喂养的宝宝，腹泻时不要停止喂奶，可以适当减少奶量，缩短喂奶时间，并延长喂奶间隔。乳母应少吃含有脂肪的饮食，同时在喂奶前多喝水，使奶稀释，有利于宝宝的消化。

人工喂养或混合喂养的宝宝，在腹泻时，不要添加新的辅助食品。当宝宝腹泻较重时，要停止喂配方奶，禁食6～8个小时。在禁食期间可喂胡萝卜汤、焦米汤、米汤及苹果泥。胡萝卜汤的热量较低，含脂肪少，还含有果酸及维生素，可使大便成形。苹果纤维较细，对肠道刺激小，脂肪低，并含有果酸，有收敛的作用。

较大的宝宝，可吃山药粥、蛋花粥、烂面等，但量要减少。

若宝宝出现尿少、口渴、唇干等问题，应饮用口服补液盐水或糖盐水。

同时，爸爸妈妈还要注意让宝宝忌口，患急性胃肠炎时应忌口的食物有以下几类：

忌易导致腹胀的食物：因肠道胀气会使腹泻加重。这些食物有黄豆、豆腐、豆浆、绿豆、赤豆等。过多的配方奶也会使肠胀气，应予以限制，然而酸配方奶含有乳酸杆菌，能抑制肠内有害细菌，可以食用。

忌含有长纤维的食物：西瓜、生梨、青菜、芹菜、菠菜、柚子、广柑等含有纤维素较多，能加速肠蠕动，加重腹泻，需忌食。

忌多糖食物：糖果、巧克力、甜点等含糖量较高，糖在肠内会引起发酵而加重胀气，故应少吃糖。

忌高蛋白饮食：鸡蛋、鸭蛋、肉末等含有较高的蛋白质，这些食物在肠功能已紊乱的肠道内易发酵腐败，加重腹泻，故应少食。

忌高脂饮食：肉类、奶油、动物内脏等含有较高的脂肪，导致滑肠，久泻不止，应忌食。即使用植物油烧菜，也不要用量过多。

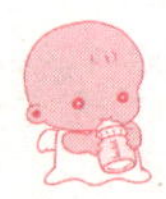

宝宝哮喘

宝宝哮喘，是指过敏体质者的支气管对某些外来物质产生高度敏感反应，使支气管痉挛、支气管黏膜水肿充血，支气管内分泌增多，从而引起咳嗽、气喘、多痰等一系列临床症状。

宝宝哮喘起病或急或缓，婴幼儿哮喘发病前往往有1～2天的上呼吸道感染症状，包括鼻痒、喷嚏、流清涕、揉眼睛、揉鼻子等表现，并可有明显的咳嗽、喘息。年长儿起病往往较突然，常以一阵阵咳嗽为开始，继而出现喘息、呼吸困难等。

如果宝宝先天患有哮喘，你没法彻底预防宝宝哮喘发作。在宝宝出现气喘、持续咳嗽等明确症状前，你可能都不知道宝宝是不是患有哮喘。不过，如

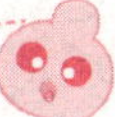

果采取下列措施，你可以减轻宝宝哮喘发作症状的严重程度，或者延缓哮喘的发作，直到宝宝长大一点（这时宝宝的肺部发育得更大，抵抗力更好）。

1. 避免宝宝接触尘螨。在宝宝的床垫外包一个不渗透的罩子，他的房间里不要放地毯和毛绒玩具，窗帘用百叶窗，不要用又长又厚的布窗帘，每星期一次用热水洗被褥。

2. 使宝宝远离二手烟。严格地说，香烟烟雾不算过敏原，但确实可以刺激肺部。

3. 避免宝宝接触污染空气。臭氧等空气污染物会刺激肺，在呼吸道敏感的人群中容易引起呼吸问题。注意一下当地的空气质量报告，空气质量不好的几天考虑让宝宝待在家里。

4. 让宝宝少去厨房。做饭的油烟也会刺激宝宝的呼吸系统。

5. 如果你的宝宝对家里养的宠物过敏，请尽可能将宠物放在室外或别处喂养。当然，这要取决于宠物的脾性和你家里的生活环境，有时候会很难办到。

6. 你可以在宝宝房内装置一部凉雾加湿器，你也可以考虑在家中暖气管和空调系统中加装一台加湿器，这样做可有助于完全避免宝宝患哮喘，或者可在宝宝患哮喘时减轻他的症状。

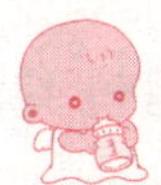

宝宝吞入了异物怎么办

这个时期，不管是什么小的东西，只要掉到地上，宝宝就会捡起来往嘴里送，如吃进弹珠、橡皮、硬币、钉子、橡皮泥等。宝宝极有可能因误吞了小东西而阻塞食道或者气管，从而出现严重的后果。各种各样的异物都有可能出现在宝宝的体内，妈妈们真是不得不多加留意了。

若是异物卡在食道，宝宝会出现嘴巴不断流口水、无法再吞其他东西，咳嗽、呼吸急促等情形；若是阻塞了呼吸道，他会哭泣，且脸部会发黑；若吞下的异物为尖锐物，宝宝的嘴巴还可能出血、受伤。

宝宝的呼吸道非常狭窄，而婴儿的代谢速率高，氧气需求量大，若气管被阻，脸部就会发黑，如果不能及时将异物移出，很快就会缺氧，在短时间内宝宝可能就会停止呼吸甚至死亡。若暂时还没有明显的异状，吞食异物的宝宝上呼吸道被锁住，呼吸时通常会出现“咻咻”的喘鸣声，如果发现宝宝长期咳嗽或不明原因有类似气喘的情形，可带着宝宝到医院检查，确定是否是吞进了异物而造成这种情形。

面对宝宝吞食了异物，妈妈们可以采用以下方法应急处理：

1. 拍背法

让婴儿趴在自己膝盖上，头朝下，托其胸，拍其背部几下，使婴儿咳出异物，也可将患儿倒提拍背。

2. 催吐法

用手指伸进婴儿口腔，刺激舌根催吐，适用于较靠近喉部的气管异物。

3. 迫挤胃部法

妈妈或爸爸抱住婴儿腰部，用双手食指、中指、无名指顶压其上腹部，用力向后上方挤压，压后放松，重复而有节奏进行，以形成冲击气流，把异物冲出。此法为美国海默来克医师所发明，故称“海默来克手法”。

4. 及时送往医院

如上述方法未奏效，应分秒必争尽快送医院耳鼻喉科，在喉镜或气管镜下取出异物，切不可拖延。

婴儿气管异物十分危险，严重者可导致幼儿窒息死亡，因此预防最为重要：

1. 父母一定注意不可随意将硬币、瓜子、花生米放在幼儿能够得着的地方。

2. 进食时不要让孩子哭笑、打闹、说话，以防食物呛入气管。

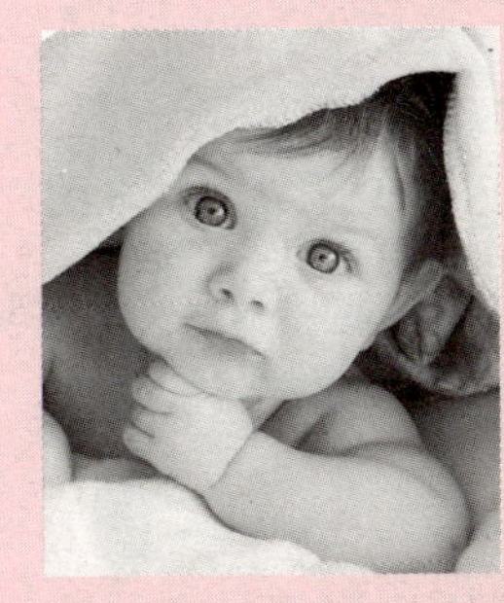

PART 11

第11个月

迈出人生的第一步 >>>

宝宝成长备忘录

身体发育情况

当满11个月时，男宝宝的体重会达到7.9千克~12.0千克，身长为69.6厘米~80.2厘米；女宝宝的体重会达到7.2千克~11.3千克，身长为67.5厘米~78.7厘米。此时的宝宝长出4 ~ 6颗牙齿。

语言

此时的宝宝，能准确理解简单词语的意思。在大人的提醒下会喊爸爸、妈妈，会叫爷爷、奶奶、姑、姨等；会做一些表示词义的动作，如竖起手指表示自己1岁；能模仿大人的声音说话，说一些简单的词。可正确模仿音调的变化，并开始发出单词。能很好地说出一些难懂的话，对简单的问题能用眼睛看、用手指的方法做出回答，如问他“小猫在哪里”，他能用眼睛看着或用手指着猫。喜欢发出咯咯、嘶嘶等有趣的声音，笑声也更响亮，并反复重复会说的字。能听懂3~4个字组成的一句话。

动作

此时的宝宝可能大人牵一只手就能走了，并能扶着推车向前或转弯走。能主动地由坐位改为俯卧位，或俯卧位改为坐位。还会在穿裤子时伸腿，用脚蹬去鞋袜。此时的勺子对宝宝来说有了特殊的意义，不但可以当敲鼓的鼓槌，还

可以学习自己往嘴里送食品。能自得其乐地独自坐着玩一会儿，可以平稳地坐在地毯上玩耍，也能毫不费力地坐到一个矮椅子上，还可以扶着家具迈步走。

认知

此时的宝宝已经能指出身体的一些部位；不愿意自己的妈妈抱别人，有初步的自我意识。喜欢摆弄玩具，对感兴趣的事物会长时间地观察，知道常见物品的名称并会表示，能仔细观察大人无意间做出的一些动作，头能直接转向声源，也是词语——动作条件反射形成的快速期。这时期的宝宝懂得选择玩具，逐步建立了时间、空间、因果关系，如看见妈妈倒水入盆就等待洗澡，喜欢反复扔东西等。

情感

此时的宝宝已经能执行大人提出的简单要求。会用面部表情、简单的语言和动作与成人交往。这时期的宝宝能试着给别人玩具。心情也开始受妈妈的情绪影响。喜欢和成人交往，并模仿成人的举动。在不断的实践中，他会有成功的愉悦感；当受到限制（尤其是成人总说不要、不能……）、遇到“困难”时，仍然以发脾气、哭闹的形式发泄因受挫而产生的不满和痛苦。在这个阶段，宝宝与人交往的能力在不断增强。

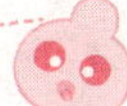

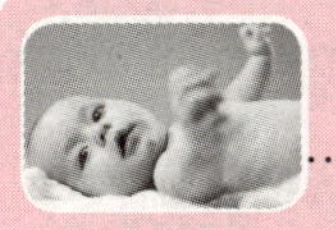

宝宝的营养加油站

BABY

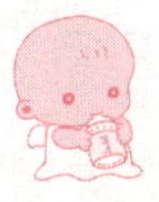

如何给宝宝吃鱼

现在，很多家长想给宝宝多吃鱼，但又认为像刀鱼、鱿鱼等鱼含太高的胆固醇，不适合小宝宝吃。但是，一般动物性食物，胆固醇的含量都会高一些。在吃这些食物的时候同时吃多种足量的蔬菜水果，就能避免胆固醇过多。其实只要宝宝不过敏，什么鱼都可以吃。品种越丰富，孩子的营养越全面。不过，量的方面要适当。

⊙ 生鱼不能让宝宝吃

鱼没烧透就不能让宝宝吃。经常吃未经煮熟的鱼或生鱼，就有可能患寄生虫病，出现食欲不振、腹疼、肝肿大、黄胆以及浮肿等症，严重的会引起腹水。

因为在鲜鱼中，特别是淡水鱼中常有寄生虫寄生。因此家长们在做鱼时，一定要煮熟烧透，不能让宝宝吃生鱼和没有烧透的鱼。

⊙ 少给宝宝吃鱼松

鱼松营养价值高，食用方便，而且不用担心鱼刺问题，家长们也许会认为这是宝宝最好的吃鱼方式。因此，有些爸爸妈妈让宝宝大量食用鱼松：拌稀饭、拌面条，给宝宝作零食。然而，有研究表明，鱼松中氟化物含量比较高。

假如爸爸妈妈每天给宝宝吃10～12克鱼松，宝宝将从鱼松中吸收氟化物8毫克～16毫克，再加上每天从水和其他食物中摄入的氟化物，那么，宝宝体内的氟化物的量很容易超过安全值。氟化物在体内蓄积，容易导致宝宝食物性氟化物中毒。很多儿童发生氟斑牙或氟骨症，都与过多食用含氟化物过多的食物相关。所以，鱼松可以吃，但是不能当作营养补充品长期食用，更不能成为宝宝摄取鱼肉的唯一来源。

⊙ 选购鱼类时的注意事项

选购鱼类时应注意：肉质要有弹性、鱼鳃呈淡红色或鲜红色、眼球微凸且黑白清晰、外观完整、鳞片无脱落、无腥臭味等。怕鱼刺卡着宝宝的妈妈可以给宝宝选择罗非鱼、银鱼、雪鱼、青鱼、鲶鱼、黄花鱼、比目鱼、马面鱼等。这些鱼肉中几乎没有小刺。吃带鱼时先去掉两侧的刺，就只剩中间与脊椎骨连着的大刺了，也很好剔。吃鲈鱼、鲫鱼、鲢鱼、胖头鱼、武昌鱼时，可让宝宝吃鱼腹肉，没有小刺，可以放心给宝宝吃。

还有，鱼肉买回家后最好采用清蒸或炖的方式，避免油炸，以保留最多的营养。

⊙ 做份清蒸鱼给宝宝吃

原料：鳊鱼1条或带鱼500克；食盐1匙，糖1匙，酒1匙，姜、葱少许，熟油1大匙。

制作方法：将鱼去鳞及内脏，洗净，鱼身划刀口或切块；把鱼放入瓷盘中，用食盐、料酒、糖、姜拌匀，然后隔水蒸熟。取出，撒上葱末、熟油即可；选用鱼肚部位的鱼肉喂宝宝，此处鱼肉几乎无刺。

还有，既然了解了哪些鱼刺少，妈妈们完全可以进行更多尝试，比如说：自己动手做鱼泥。选用刺少的鱼，去头尾取中段，去皮和中央骨，用斩砸的刀法把鱼肉剁得极细，用手摊开看不到颗粒，似泥一样，这就是鱼泥（也叫鱼茸）。然后，你可以按照购买的瓶装鱼泥的配方进行炖、炒、煮，也可添加各种蔬菜泥烹饪，配制更多口味的鱼泥给宝宝吃。

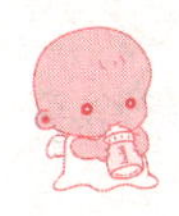

不要强迫宝宝进食

良好的饮食习惯直接关系到宝宝的身心健康，在这个月龄的宝宝肠胃消化能力弱，再加上这个成长期的宝宝需要从饮食中得到更丰富的营养，以致饮食稍有不慎，就容易造成肠胃功能紊乱、消化不良和营养缺乏症等。因此爸爸妈妈要注意从小培养宝宝养成定时进食、专心就餐、细嚼慢咽、不偏食、少吃零食等良好的饮食习惯。

由于这个月龄的宝宝在对食物的爱好方面开始形成了自己的个性，进餐方面没有规律性，常常是今天钟爱这种食品，吃得狼吞虎咽，明天则可能厌恶得不屑一顾，转而喜吃其他食物，说不定后天兴趣又回到原来的食品上。

宝宝对什么都有好奇心。所谓有样学样，就是要利用宝宝好模仿的本性，诱导他们进食。家长可在开饭前为宝宝生动描述一下将要进食的美味饭菜，以激发宝宝的食欲。对宝宝的劝食方法要得当，切忌强迫宝宝吃这吃那，也不要用“不吃菜要生病打针”等语言恐吓，使宝宝对吃菜产生恐惧心理和厌烦情绪。对有拨弄食物而又不进食的宝宝，不要严加责备，而应多予以耐心帮助，使宝宝树立自觉吃饭的信心。

至于进食量，有时多一点，有时少一点，也不会对每天的热量消耗产生消极影响。可是爸爸妈妈往往认识不到这点，往往一味担心宝宝吃得不够多，营养跟不上去，并为此而感到焦急、忧虑，于是千方百计哄宝宝吃饭，或采取强硬措施强迫宝宝进餐。结果越是这样，宝宝越没有食欲。

有关研究证明，宝宝在进餐时不论表现得怎样差，结果仍然保持了进食量与需要量的生理平衡，奥妙在于宝宝有自我保护的本能。爸爸妈妈不必对此忧心忡忡。当宝宝对食物缺乏欲望时，不要强迫他吃，不妨让他饿一饿，饥饿会使宝宝主动走向餐桌。另外，爸爸妈妈在安排食谱时力求多样化，让宝宝有充分选择的余地，即可收到好的效果。

由于小孩牙齿正值生长发育期，食物应做软些，要易于咀嚼，不要用成人的色香味标准来衡量、评价宝宝饮食的好差。在膳食结构中，要有甜有咸、有荤有素、有粗有细。单吃配方奶、鱼、肉、鸡蛋，营养虽好，但容易便秘；单吃蔬菜瓜果，不仅易饥饿，还可导致营养不良；终日奶糖、巧克力、瓜果，会扰乱饥饱规律，影响消化功能、降低食欲。因此，膳食必须平衡，不能顾此失彼。

总之，宝宝偏食、拒食，应查明原因，给予耐心启发诱导，讲清利害，逐渐纠正，切不可用压制的办法强迫宝宝进食。“一口吃不成胖子”。只要以科学的态度，注重喂养技巧，讲求优育优教，掌握好进食的质和量，就能供给宝宝充足的营养，保障宝宝的健康成长。

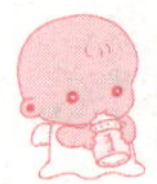

零食，宝宝的第二营养餐

在宝宝的饮食结构中，零食扮演着不可代替的角色，它担负起帮助宝宝摄取多种营养成分的重任，而不是我们通常所理解的只是为了填饱肚子而已的食物。据调查数据显示，零食能更好地满足宝宝的身体对多种维生素和矿物质的需要。在三餐之间加吃零食的宝宝，比只吃三餐的同龄宝宝更易获得均衡的营养，可以说零食是宝宝的第二营养餐。

宝宝正处在长身体的关键时候，此时营养的补充尤为重要，因为胃容量相对较小，肝储备的糖原不多，加上活泼好动，宝宝容易饥饿，所以宝宝每天进餐的次数要相应增加。一般遵循三餐两点制，除一日三餐外再加两点，这两点就是我们日常所说的零食。

我们提倡给宝宝吃零食，但是要把握好尺度，吃得得法。关键是怎么吃，吃什么。

⊙ 怎么吃

1. 要少吃零食。零食毕竟不是主食，宝宝胃口又小，吃多了会影响正常

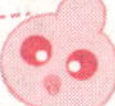

食欲。

2. 零食不要零散吃，否则宝宝饮食没有规律，也会养成不良的饮食习惯。

3. 选择合适的零食。选择零食的时候要考虑宝宝的年龄特点、咀嚼能力和消化能力。

⊙ 吃什么

1. 水果

水果对宝宝的生长发育极为有益，最好是每天饭后吃适量的水果。

对于4个月以上又没长牙的宝宝，用勺刮下香蕉、苹果等果肉，喂给他吃。当宝宝长牙了，可以将水果切成小块，用勺舀着喂宝宝吃。

要选成熟的、没有腐烂变质的水果。不成熟的水果含琥珀酸，琥珀酸能强烈刺激胃肠道，影响宝宝的消化功能，而腐烂的水果则会引起宝宝胃肠道炎症。

2. 糕点

主要是含碳水化合物较多的谷类食物经膨化制成的食品，这类食品酥脆易于消化，可适量摄入作为宝宝的午后点心。如松软的面包、蛋糕、脆饼干等，作为宝宝的午后加餐以补充热量。但不能把糕点作为主食让宝宝随意吃，尤其是不能饭前吃。

3. 奶制品

如酸奶、纯配方奶、奶酪等含有优质的蛋白质、脂肪、糖、钙等营养素，应该保证宝宝每天都吃。

酸奶、奶酪可以作为下午的加餐，配方奶则在早上和睡前喝。奶和奶制品营养丰富、易于消化，是宝宝最好的营养品。不过要注意区别奶制品和乳饮料，乳饮料的蛋白质含量很低。

4. 山楂制品

山楂糕、山楂片、果丹皮等。这些食品含维生素C，饭后适量吃点可以帮助消化，促进食欲。

⊙ 添加零食的原则

在给宝宝添加零食的时候要遵循以下这些原则：

1. 越小的宝宝加的量越少。

2. 零食与正餐是两码事。人们往往认为宝宝吃过零食就不会好好吃正餐，其实不然。在正餐之前绝对不能吃零食，也不能在看电视、听音乐或玩游戏时吃零食。其次，要在零食量上加以控制，不能吃得过多影响正餐。如果宝宝零食吃得太多，确实会影响吃正餐时的食欲，甚至会因为胃长期处于疲劳状态而引起消化系统疾病。

3. 不宜吃的零食。小宝宝不宜吃炒花生、豆子、瓜子等，以免误呛入气管内；油炸食品不要吃，如快餐食品、油炸点心、油炸排骨等；含糖饮料会抑制食欲，尽量不要喝，各类果仁、果冻不宜吃，容易造成呛咳、窒息，如果要吃，一定要有大人照看，吃的时候宝宝不能跑跳或笑，以免呛入呼吸道发生危险。

4. 有些坚果的蛋白质含量、脂肪含量都比较高，有些干果浓缩了矿物质和膳食纤维，都不能给3岁前的宝宝吃。如果特别想让宝宝吃，就只能改变它们的形状或加工方式，如核桃仁馅，炸花生改为煮花生，但一定不能吃太多。

5. 鱼片、牛肉干虽然能磨牙但也很费牙，3岁以前的宝宝不要吃。可以选择肉松、鸡肉松等。

6. 巧克力吃一两块没坏处，偶尔吃一块半块倒是没有太大问题，但是不要养成宝宝每日吃的习惯，或者宝宝过于依赖巧克力。巧克力吃多了会严重影响宝宝的牙齿健康。并且巧克力属于热量很高的零食，吃多了宝宝就不爱吃正餐了，因此，父母也要加以控制。

总之，零食既要营养素的摄入量，又要适应宝宝的口味，同时还不能影响主食的进餐量，这才是宝宝吃零食的合理安排。

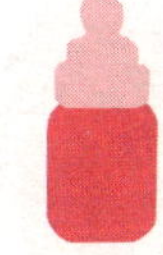

BABY ▶▶▶

日常护理小常识

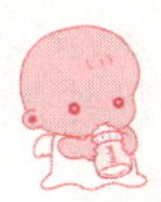

不要让家具伤害到宝宝

随着宝宝活动能力的增强，居室中家具带来的危险愈加凸显。

宝宝会爬、会站、蹒跚学步后，摔跤是不可避免的，所以家中各色的家具成了宝宝安全的“绊脚石”。

首先，家具要尽可能靠墙摆放，确保牢固，以免宝宝攀爬、推摇时弄倒家具被砸伤。

其次，最好选择圆钝弧形边角的家具。若有尖角，最好加装桌角防护件（圆弧形防护棉垫，质地柔软），如桌椅、床缘、沙发等尖角，尤其不少家庭购买的漂亮的玻璃茶几，在外力作用下容易碎裂而扎伤宝贝，最好能将漂亮的茶几拆卸收起来，暂时撤离客厅，以免宝宝摔倒弄伤，同时也给宝贝留出更大的活动空间。

再次，宝宝喜欢在桌子底下钻爬，一定要记得检查桌子底下是否有凸出或没钉好的钉子或不光滑的木刺，以免划伤宝宝。

还有，宝宝都特别喜欢开关抽屉、柜门等，这是很危险的，容易挤伤手指、胳膊甚至头。家中的抽屉、柜门等一定要用安全锁锁好，最好不用玻璃柜门。还要特别留意低矮的橱柜，柜角既尖又硬，加上比较低矮，宝贝玩耍时很容易碰伤脑袋。

最后，需要家长们注意的是，很多家庭有使用餐桌布的习惯，现在应当收

起餐桌布，用固定的餐桌垫代替，以防宝宝拉桌布一角，桌上的东西滑落砸伤或烫伤宝宝。

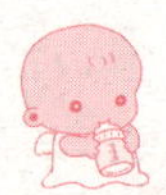

冬季不要过度“捂”宝宝

冬天，家长们总是唯恐宝宝着凉，不仅外出时给宝宝穿得多，在家里同样穿得不少，尤其是晚上，盖得严严实实，甚至还用热水袋。

其实，小宝宝的冷暖以他面色正常、四肢温暖和不出汗为宜。因为婴儿的大脑体温调节中枢发育还不完善，排汗和散热功能比较弱，很易受外界环境的影响。如果被窝里的温度超过34℃时，小宝宝就会发热、全身出汗、严重时出现脱水、电解质紊乱，甚至发生脑缺氧和脑水肿等严重后果，医学上称为婴儿闷热综合征。据统计，婴儿闷热综合征的死亡率为17%~30%，患这种病的宝宝约有12%日后会留下脑性瘫痪、智力落后和癫病等严重后遗症。

因此，在冬季，应根据气温和室内温度随时给宝宝增减衣服。如果宝宝有行为异常或脸上、额上出汗，体温在37.5℃以上，就表明他穿得或盖得太多了，应减少衣被。如果宝宝手脚发冷，体温不到36℃，就说明他穿得或盖得太少了，要增加衣被，提高室温。

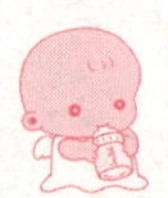

预防宝宝乘车晕车

看着宝宝一天天长大了，很多父母就特别喜欢带着宝宝一起出去游玩，有的宝宝喜欢乘车，对车外的事物都很好奇；有的宝宝却不能适应汽车里的环境，但是有些时候坐车是必需的，这个时候家人就要为宝宝做好护理，防止宝宝晕车。

⊙ 宝宝为什么容易晕车

大一点儿的孩子会诉说不舒服，并有恶心、呕吐、烦躁的表现，小一点的孩子在乘车时又哭又闹，有的还吐奶。爸爸妈妈不明就里，还以为宝宝不习惯坐车，于是就抱着宝宝变换各种姿势，或是让孩子往窗外看，以转移宝宝哭闹的注意力。

其实，小宝宝和大人一样，也会晕车。晕车与耳朵中有平衡功能的前庭器官的兴奋性有很大关系。如果行驶中的车辆颠簸得厉害，就有可能导致宝宝前庭器官兴奋性增高，引起宝宝晕车。一般来说，小孩的症状比大人重，也更为普遍。因为4岁以前，孩子的前庭功能正处在发育阶段，4岁后不断趋于完善，16岁完全发育成熟。随着前庭功能的逐步完善，孩子晕车的症状会越来越轻，以至消失。

⊙ 怎样发现你的宝宝晕车

由于婴幼儿无法表达自己的感觉，晕车时往往会被家长忽视。所以家长需要了解一些宝宝晕车的常见症状，便于及时发现情况，及时得到安抚。孩子晕车时的主要表现有：在车上手舞足蹈、哭闹、烦躁不安、流汗、呕吐、面色苍白、抓紧家长不松手。这些症状一般在下车后就会得到好转。

⊙ 怎样预防孩子晕车

1. 平时可以做一些加强前庭功能的锻炼，增强宝宝的平衡能力。可以抱着宝宝原地慢慢地旋转。

2. 睡眠不足会影响宝宝脑部供血和供氧，有时也会是导致宝宝晕车的原因。所以一定要让宝宝养成早睡早起的好习惯，晚上按时睡觉，早上起来才会精神倍增，出门呼吸一下新鲜的空气，跑跑增强宝宝的肺活量，非常有利于宝宝的身体健康。

3. 乘车前，不要让孩子吃得太多，太油腻，也不要让宝宝空着肚子乘车。

4. 很多家长带宝宝出行时会在上车前就为宝宝准备许多零食，这样做虽然能够减少宝宝的哭闹，但是，如果宝宝吃的零食过多，食物在胃中膨胀，很容易使宝宝血液循环缓慢，从而影响脑部供血和供氧，导致宝宝晕车。宝宝在车上时，家长最好是用一些果汁、酸奶等软性的饮料来替代零食。

5. 如果宝宝有晕车经历，一定要记得上车前在宝宝的肚脐处贴上一小块膏药或一小块生姜片，以缓解晕车症状。

6. 尽量选择车子前部靠近车窗的地方，这样颠簸小，而且可以打开窗户，以利通风。

7. 孩子晕车时，妈妈可以用力适当地按压宝宝的合谷穴（在宝宝大拇指和食指中间的虎口处），可以有效缓解宝宝的晕车反应。或者用大拇指掐压内关穴也可以减轻宝宝的晕车症状（内关穴在腕关节掌侧，腕横纹正中上2寸，即腕横纹上约两横指处，在两筋之间）。

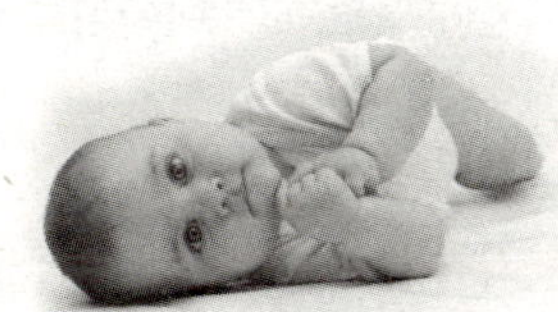

BABY ▶▶▶

可能发生的异常情况

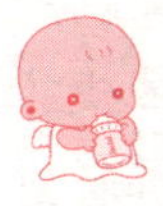

宝宝长期低热如何护理

低热是宝宝比较常见的一种发热。宝宝低热一般多发生于每天下午，而且持续时间较长，每当孩子低热持续时，家长往往不知如何是好。宝宝低热时应该怎么办呢？

首先，家长要认真观察患儿的体温并做好记录，看一看孩子上午和下午的体温有什么变化，白天与夜里有什么变化。其次，要注意宝宝发热时伴有哪些症状。这些都能为诊断提供依据。另外，要及时到医院请医生诊治，通过各种理化检查，排除结核等慢性消耗性疾病，同时做好低热患儿的护理。

低热患儿虽然发热不高，但此时人体组织器官消耗的水分已开始增多，这是肉眼看不到的，所以要补充消耗的水分，多饮水又可促进体内毒素排出，以淡糖水、糖盐水为宜。注意休息有利于体力恢复。保持环境安静、舒适、空气流通，不干燥。饮食宜清淡，以营养较好的高蛋白、高维生素等易于消化、不油腻之物为好。另外，低热时，一般不用退热药，如长期低热超过12周以上者，应就医查明低热原因。

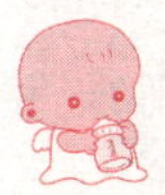

宝宝打鼾的解决办法

在人们的印象中，打鼾往往只有大人才会有。其实，打鼾在婴幼儿中也

并不少见。

有些家长对打鼾并不当回事，认为只是生理现象，有的还觉得孩子打鼾很好玩，是睡得香的表现。实际上，打鼾是一种疾病，而这种疾病如果不及时治疗，则会危害儿童体格、脑神经等的发育。

⊙ 打鼾的危害

首先，孩子睡觉时张嘴呼吸，脸部在气流的冲击下可能会畸形发育，变得面无表情，出现“痴呆”面容即“腺样体面容”。

其次，睡眠出现鼾声，呼吸气流不畅，氧气不能充分进入体内，导致机体血氧水平减低，可引起身体各个部位缺氧，特别是大脑缺氧。儿童，特别是婴幼儿，脑细胞处于不断发育成熟过程中，良好的睡眠是脑细胞能量代谢的重要保证。如果经常缺氧，睡眠质量不好，会使儿童在睡眠过程中出现脑部缺氧的症状，影响智力发育。轻者白天精神不佳、学习效率降低，如果长期得不到治疗，孩子的记忆力、认知力和智力的发育就会受影响。美国肯塔基州研究人员的调查结果显示，打鼾的儿童在学习及心理等一系列问题上存在着障碍，如口头表达能力低下、容易焦虑、萎靡不振等。

同时，打鼾还可以造成孩子睡眠不连续，反复从睡眠中醒来。如果这种缺氧和觉醒频繁发生，孩子就可能患有阻塞性睡眠呼吸暂停综合征。阻塞性睡眠呼吸暂停综合征对人体危害非常大，除了造成孩子的记忆力、认知力和智力的发育障碍外，因为睡眠呼吸暂停反复打断孩子的睡眠，影响正常的睡眠结构，造成深睡眠减少，浅睡眠增多。生长激素等重要的激素，是在深睡眠中成脉冲式分泌的。如果深睡眠减少了，激素的分泌就会减少，孩子身高也会受到影响。一般约有50%的打鼾孩子发育迟缓，身高、体重明显低于同龄儿童。

再有，儿童打鼾如果得不到及时的治疗，会持续对心、肺、脑等重要器官造成损害。有统计显示这些孩子到成年后，患上高血压、心脏病、中风等疾病的概率也大大增加，且发病年龄也明显低于正常人群。

总之，由于孩子正处于体格和脑神经的生长发育期，儿童如果出现睡眠呼吸不正常，从某种程度上说，由此造成的危害比成人更大。

⊙ 宝宝打鼾怎么办

那么到底该如何来改善孩子打鼾的症状呢？

1. 改变睡觉姿势：试着让宝宝侧着睡或趴着睡（即一边脸贴床面，但勿遮口鼻），此姿势可使舌头不致过度后垂而阻挡呼吸通道，或许可减低打鼾的程度。

2. 详细身体检查：请儿科医师仔细检查鼻腔、咽喉、下巴骨部位有无异常或长肿瘤，或是宝宝的神经或肌肉的功能有无异常之处。

3. 帮助宝宝养成规律的生活习惯。保持宝宝营养均衡，防宝宝过胖，并保证宝宝作息时间的规律性，减少睡前的剧烈活动。限制宝宝摄取过多的糖，对预防宝宝打鼾有一定好处。

4. 手术治疗：如果宝贝打鼾比较严重，经专业医生检查确定为腺样体肥大所致，并且经其他治疗都无效时，那么就应该及时地进行手术刮除或射频治疗。

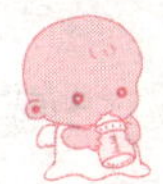

宝宝不会站立的原因

进入11个月的宝宝，大多数都已经自己能够站立了，最早的在五六个月就能站立了，但有个别宝宝至今还不会自己站立起来。这不排除宝宝个体之间的差异。对宝宝们而言，生活是一连串体能上以及智能上、情绪上的挑战。

大人们视为理所当然、轻而易举的一些动作，对宝宝们而言，却需要费相当大的力气才能克服这些障碍，取得成功，比如翻身、坐起来，以及站立等。

⊙ 宝宝不会站立的原因

对至今仍不会自己站立起来的宝宝，爸爸妈妈要从主、客观上进行一下原因分析，一般不外乎有以下几方面的因素：

1. 体重的因素。过于胖的宝宝由于身体笨重，行动费劲，比较不容易站起；但如果宝宝四肢强壮、协调很好，即使重也可以站得很好。

2. 锻炼的因素。一个成天被妈妈放在推车里、躺椅或游戏围栏中的宝宝，是没什么机会去练习站立的。

3. 家具的因素。周围的家具如果很不牢靠，宝宝的鞋袜太滑溜，都有可能对宝宝学习站立产生障碍。

⊙ 宝宝不会站立怎么办

针对以上原因，爸爸妈妈可以采取以下解决办法：

1. 对过胖的宝宝，爸爸妈妈要适当地控制一下宝宝的饭量，既是为宝宝的现在着想，也是为了宝宝的将来着想。

2. 对缺少锻炼的宝宝，妈妈要给宝宝一些自由的发展空间，这时你就会发现，宝宝同样能站立得很好。

3. 把家具固定好，为了鼓励宝宝，在稍高的家具上摆上宝宝心爱的玩具，诱使宝宝直起身子去拿。另外，也可以常常扶着宝宝让宝宝站在你的大腿上，这对建立宝宝的信心大有益处。

从发育角度看，一般婴幼儿会站立起来的平均年龄是9个月大，大多数在12个月以前都能完成这个过程。如果宝宝在1岁时还不能站立起来，爸爸妈妈就应该带宝宝去看医生了。

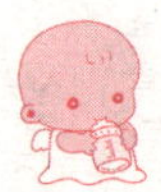

睡觉磨牙

宝宝夜间磨牙会影响睡眠，引起面部过度疲劳，在吃饭、说话时引起下颌关节和局部肌肉酸痛，这就大大影响了生活质量。磨牙也会使牙齿本身受到损害。由于牙釉质受到损害，引起牙本质过敏，当遇到冷、热、酸、辣时就会发生牙痛。磨牙时咀嚼肌会不停地收缩，久而久之，咀嚼肌增粗，宝宝的脸型就会发生变化，导致下端变大，影响脸部美感。

宝宝磨牙的原因有很多种，比如精神过度紧张、患了肠道寄生虫、饮食紊乱等。

1. 精神过度紧张

不少宝宝在晚间看了惊险的打斗电视或入睡前玩耍过度，都会使精神紧张而引起夜间磨牙。

2. 营养不均衡

有些宝宝有挑食习惯，特别是那些不爱吃蔬菜的宝宝。这些坏习惯造成宝宝体内营养不均衡，缺少钙、磷和各种维生素及微量元素，这些营养的缺乏会引起晚间面部咀嚼肌的不自主收缩，牙齿便来回磨。

3. 肠道寄生虫病

当宝宝患上蛔虫病，蛔虫就会产生毒素刺激肠道，促使肠道蠕动加快，从而引起宝宝消化不良、脐周疼痛、睡眠不安等症状。毒素刺激神经，就会使宝宝神经兴奋，导致宝宝产生磨牙现象。

4. 消化功能紊乱

宝宝晚间吃得过饱，入睡时肠道内积了不少食物，胃肠道不得不“加班加点”工作，由于负担过重，会引起不自主的睡时磨牙。

5. 牙齿生长发育不良

如果患了佝偻病、营养不良、先天性个别牙齿缺失等疾病，使牙齿发育不良，上下牙接触时就会发生咬合面不平，这也是夜间磨牙的原因之一。

找出夜间磨牙的病因，就可“对症下药”：有肠寄生虫病的宝宝，就需及早驱虫；有佝偻病的宝宝，要补充适量的钙及维生素D制剂；给宝宝布置舒适和谐的家庭环境，晚间少看电视，避免过度兴奋；饮食宜荤素搭配，改去挑食的坏习惯，晚餐要清淡，不要过量；要请口腔科医生仔细检查有无牙齿咬合不良，如果有，需磨去牙齿的高点，并配制牙垫，晚上戴上后会减少磨牙。

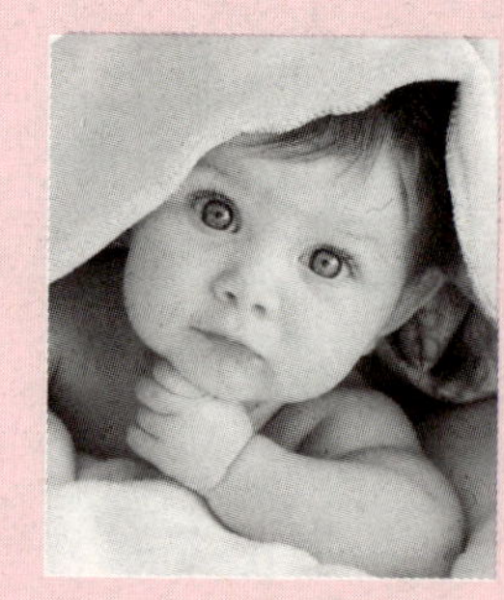

PART 12

第12个月

快乐的周岁小宝宝

宝宝成长备忘录

身体发育情况

当满12个月时，男宝宝的体重可达到8.1千克~12.4千克，身长为70.7厘米~81.5厘米；女宝宝的体重可达到7.4千克~11.6千克，身长为68.6厘米~80.0厘米。头围约46厘米，胸围46厘米。长出 6 ~ 8 颗牙齿。

语言

此时宝宝对说话的注意力日益增加。能够对简单的语言要求作出反应。会利用简单的姿势，例如摇头代替“不”。这时宝宝虽然说话比较少，可是能利用单词表达自己的愿望和要求，并开始用语言与人交流。已能模仿和说出一些词语，所发出的一定的“音”开始有一定的具体意义，这是这个阶段宝宝语言发音的特点。宝宝常会用一个单词表达自己的意思，如“外外”，根据情况，可能是表达“我要出去”或“妈妈出去了”；“饭饭”可能是指“我要吃东西或吃饭”。此时的父母可结合具体事物训练宝宝发音，从而提高宝宝的语言能力。在正确的教育下，12个月的宝宝可以说出“爸爸、妈妈、阿姨、帽帽、拿、抱”等5~10个简单的词。

动作

大动作方面。可以由蹲而站，站着会做直角转向。会走，但还是比较喜欢

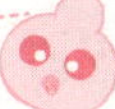

爬。会一面走一面做别的动作，如：停下来、摇手、倒着走、拿着玩具走等。会爬上和爬下楼梯，会爬出小床。在澡盆里会做出游泳的动作。

在精细动作方面。拇指与其他四指已能合作无间，比如能把盖子拿下来。偏爱用某一只手，一手拿东西，另一手操弄。会用食指指物品，可能会推东西，可能会自己脱衣服。

认知

此时的宝宝仍然非常爱动，不要期望他会有所不同。在宝宝周岁时，将逐渐知道所有的东西不仅有名字，而且也有不同的功用。你会观察到他将这种新的认知行为与游戏融合，产生一种新的迷恋。比如，不再把一个玩具电话作为一个用来咀嚼、敲打的有趣玩具，当看见你打电话时，他会模仿你的动作。你可以通过给他提供建设性的玩具，如鞋刷、牙刷、水杯或汤勺来鼓励这种重要的发育活动。此时他也许已经会随儿歌做表演动作。能完成大人提出的简单要求。不做成人不喜欢或禁止的事。隐约知道物品的位置，当物体不在原来的位置时，他会到处寻找。已经具备了看书的能力，他们可以认识图画、颜色，指出图中所要找的动物、人物。当然，这需要妈妈的指导和协助。

情感

此时的宝宝开始对小朋友感兴趣，愿意与小朋友接近、游戏。自我意识增强，开始要自己吃饭，自己拿着杯子喝水。可以识别许多熟悉的人、地点和物体的名字，有的宝宝可以用招手表示“再见”，用作揖表示“谢谢”。会摇头，但往往还不会点头。现在的宝宝一般很听话，想讨人喜欢，愿意听大人指令帮你拿东西，以求得赞许，对亲人特别是对妈妈的依恋也增强了。

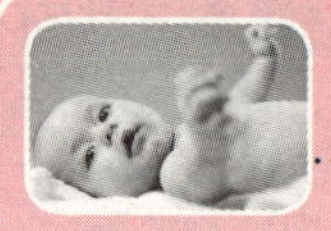

宝宝的营养加油站

BABY

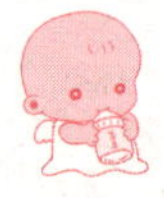

断奶的注意事项

宝宝10个月时母乳的分泌量及营养成分都减少了很多，而宝宝此时却需要更加丰富的营养，如果只靠母乳，婴儿就会患上佝偻病、贫血等营养不良性疾病。同时，妈妈喂奶的时间太久，会使子宫内膜发生萎缩，引起月经不调，还会因睡眠不好、食欲不振、营养消耗过多造成体力透支。因此，适时给宝宝断奶对宝宝和妈妈的健康都非常重要。

这个阶段原则上继续沿用上个月时的哺喂方式，但可以把哺乳次数进一步降低为不少于2次，让宝宝进食更丰富的食品，以利于各种营养素的摄入。可以让宝宝尝试全蛋、软饭和各种绿叶蔬菜，不但能增加营养，还能锻炼咀嚼能力。

此外，妈妈还需要注意宝宝母乳之外的乳制品的摄入量。因为宝宝断奶前，妈妈的乳汁是宝宝生长发育所需蛋白质的主要来源，宝宝断奶后，唯有配方奶及其制品，既含有优质的蛋白质，又能从摄食方式上适合刚刚断奶的宝宝。所以，每天还应该给宝宝至少提供250毫升的配方奶之类的乳品，同时再吃些鱼、肉、蛋类食物，这样做不但能满足宝宝生长发育的需求，而且适应宝宝的消化能力，所以，不能在宝宝断奶之后断掉一切乳品。

断奶对婴儿来说是一个非常重要的时期，是婴儿生活中的一大转折。断奶不仅仅是食物品种、喂养方式的改变，更重要的是断奶对宝宝的心理发育有重要影响。

这就是为什么心理学家将此过程称为第二次母婴分离。婴儿在吸吮乳汁的同时不断地与母亲进行感情交流，获得母爱，这对婴儿身心发育具有重要影响。

如果断奶方法不得当，不但婴儿心理上难以适应，还会给婴儿的身体健康带来负面的影响。所以如何让宝宝顺利断奶也是有方法的。

1. 选择最佳季节

选择比较舒适的季节进行断奶，如春末或秋天。这时，生活方式和习惯的改变对宝宝的健康冲击较小。如果天气热，宝宝本来就很难受，断奶会让他大哭大闹，还会因胃肠对食物的不适应发生呕吐或腹泻；天气冷则会使宝宝睡眠不安，容易引起上呼吸道感染。若是宝宝的离乳月龄正逢此时，最好将断奶时间推迟。

2. 做好断奶的心理准备

妈妈虽然会在宝宝断奶后松一口气，但可能会因为失去了这种与宝宝亲昵沟通的方式而产生失落感。所以，妈妈从第一天给宝宝喂奶时就应这样想：有一天宝宝不需要我了，是因为他很健康，迈向了一个新的成长阶段。

3. 少吃母乳，多吃配方奶

开始断奶时，可以每天都给宝宝喝一些配方奶，也可以喝新鲜的全脂配方奶。需要注意的是，尽量鼓励宝宝多喝配方奶，但只要他想吃母乳，妈妈就不该拒绝他。

4. 减少宝宝对妈妈的依赖

减少宝宝对妈妈的依赖，爸爸的作用不容忽视。断奶前，要有意识地减少妈妈与宝宝相处的时间，增加爸爸照料宝宝的时间，给宝宝一个心理上的适应过程。刚断奶的一段时间里，宝宝会对妈妈比较黏，这个时候，爸爸可以多陪宝宝玩一玩。刚开始宝宝可能会不满，后来就习以为常了。让宝宝明白爸爸一样会照顾他，而妈妈也一定会回来的。对爸爸的信任，会使宝宝减少对妈妈的依赖。

另外，在给宝宝断奶前，一定要按月龄适当添加代乳食品，让他们知道除了乳汁外还有很多好吃的。这样宝宝到了10～12个月时，不仅充分锻炼了咀嚼能力，而且养成用勺、杯、碗、盘等器皿进食的习惯，能够适应以代乳食品为主的进食方式了。

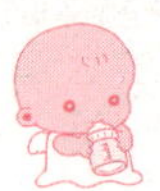

断乳宝宝的饮食特点

宝宝出生之后以乳类为主食，经过一年的时间要逐渐过渡到以谷类为主食。进入11个月的宝宝主要有以下饮食特点：

1. 消化食物的能力增强

11个月的宝宝接受食物、消化食物的能力增强了，一般的食物几乎都能吃了，这时候的宝宝，有时还可以与爸爸妈妈吃同样的饭菜了。宝宝可以吃蒸肉末、鱼丸子、面条等成人食物，但食物要做得既碎烂软嫩，又色香味美，这样宝宝才爱吃。

2. 可吃块状食物

快1岁的宝宝可以吃松、软、嫩的碎块状食物，宝宝可以凭几颗门牙和牙床就把熟菜块、水果块嚼烂再咽下去。如果总给宝宝吃泥状食物，一方面锻炼不了宝宝的咀嚼能力；另一方面，泥状食物有时反而不好消化。

3. 有时吃碎块食物会作呕

如果宝宝能吃肉了，但妈妈却把肉块切得太大，或肉丝炒得油腻腻，宝宝既吃不进去，也消化不了，所以，给宝宝吃肉一定要把肉剁得碎碎的，肉块太大，不仅会被宝宝拒绝，还会引起宝宝呕食现象。

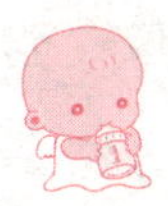

12个月的宝宝喂养

宝宝12个月了，能吃的食物越来越多，但建议妈妈们还是应该另外给宝宝单独做食物。

这时的宝宝已经长出了几颗乳齿，他已会用牙床咬东西，所以食物不需要剁碎或是磨碎，应该有一定的硬度，其硬度相当于肉丸子即可。爸爸妈妈在做肉或鱼时可以撕成小片，蔬菜可切成片或是丝。这时的宝宝可以吃接近一般的食品了，如软饭、面条、馄饨、小饺子、烂菜（指煮得烂一些的菜）、水果、碎肉、小肉肠、碎肉、小蛋糕、蔬菜薄饼、燕麦片粥等。但蔬菜要多样化，以逐步取代母乳或配方奶，使辅助食品变为主食。

此外，还要注意让宝宝养成规律的饮食习惯，即给宝宝用餐要按时按点，不能因为大人的原因就省略正常进食的某一餐。因为宝宝需要充分的营养，少了正餐或点心都会导致血糖降低，进而导致宝宝情绪不稳定。尤其是学步期间的宝宝，由于活动量增大，消耗多，所以就可能会饿得快，这就需要在两餐之间给宝宝加一些点心或小零食，但往往宝宝吃了点心后又可能不好好吃正餐，所以在这种情况下给宝宝吃点心时，就不要让宝宝吃得太多，具体以宝宝能够正常吃正餐为原则。另外，除了辅助食品外，仍要保证宝宝每天的配方奶量在400毫升～500毫升，从而为宝宝提供完整及均衡的营养，满足其营养需求。

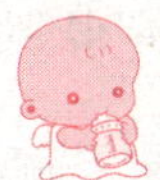

宝宝的进餐时间不要拖太长

对于能够开始吃饭的宝宝来说，养成良好的饮食习惯是非常重要的，也是一件很不容易的事。在这一点上，爸爸妈妈起着至关重要的作用。

在生活中，人们常常发现这样的现象，有的宝宝乖顺听话，在短时间内就把饭吃完了，妈妈用不着费多大的劲；而有的宝宝就不同了，活泼好动，边吃边玩，要妈妈端着饭碗在后面追着，才能把这顿饭吃完；还有的宝宝好像食欲不好，虽然也吃，但是不好好地吃，妈妈要哄着，甚至用转移注意力的办法，才能让宝宝吃一点，对这样的宝宝，妈妈很犯愁。

对不好好吃饭的宝宝，爸爸妈妈首先要确认宝宝是否有身体方面的不适，如果确认没有什么不适之后，就要采取点措施和办法了。比如，要把吃饭的时间定好，宝宝不想吃，或不好好吃时，妈妈要断然收起饭菜或玩具，让宝宝明白，吃饭和游戏必须分开进行。对于好像没有食欲的宝宝，先要搞清是饭菜不合宝宝的口味呢，还是宝宝不饿？如果是饭菜不合宝宝的口味，就应进行必要调整或提高烹调技艺；如果是宝宝不饿，就先让宝宝少吃一点，以后逐渐把饭量纠正过来。

总之，给宝宝进餐的时间不要拖得太长，一般控制在半小时之内就可以了，要使宝宝从小养成一个良好的饮食习惯，这对将来是大有好处的。

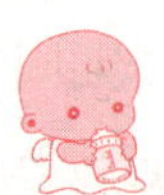

让宝宝自己吃东西

1岁的宝宝，不但具有了肌肉的控制力，而且还有了良好的手眼协调能力，已经能够很好地控制手的动作了。宝宝已经知道，拿小勺舀饭的时候，应该凹的向上，宝宝拿小勺的位置、手的角度掌握得都比较好，已经能够轻易地把食物舀起来，送到自己的口中。

但是，有的宝宝仍然还不能很好地控制自己的动作，可能会把食物弄得到处都是，甚至抓翻了碗，弄洒了汤汁。在这种情况下，爸爸或妈妈不要怕弄脏了衣服，或者弄脏了桌子、地板，应该鼓励宝宝再继续吃。另一方面，爸爸妈妈也不能完全让宝宝自己来。因为宝宝尽管每次开始吃饭时总可能表现出足够的热情，但过不了多久随着这股热情的消失，就会不耐烦了，这时就需要妈妈来喂宝宝吃东西，以免让宝宝饿着。

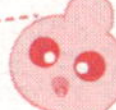

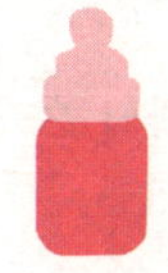

BABY ▸▸▸

日常护理小常识

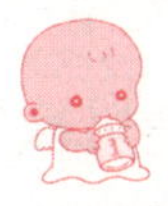

要适应宝宝白天睡眠时间的变化

大多数快到1岁的宝宝，在睡眠时间上都会有程度不同的变化，比如，有的宝宝不想太早睡觉，而只想静静地躺一会儿或者坐上一会儿，妈妈爸爸可以在大约9点钟的时候把宝宝放到床上。有的宝宝可能在中午以前发困，妈妈爸爸就要把午饭提前到11点半或11点，使宝宝在吃过午饭之后能睡一个长觉。

一些往日在上午9点钟小睡的宝宝，快到1岁的时候要么会全然拒绝睡觉，要么将上午的睡眠时间不断往后推。如果上午睡得晚，到了下午三四点钟才能再睡一觉。这一时期的宝宝每天都在发生变化，甚至有两周上午不睡觉的经历之后，现在又开始要在上午9点钟睡觉了。这些变化都是暂时的，妈妈或爸爸要适应这种变化，不要根据自己的意愿安排宝宝的睡眠。

不同的宝宝，睡眠的情况是不一样的。活动量大的宝宝，可能白天只睡1次，睡觉的时间也各有不同。早晨起得早的宝宝有在午前睡的，但多数还是在午后睡两三个小时。而性情比较温和的宝宝则分别在午前和午后各睡2个小时。宝宝在幼儿阶段，总会有1个白天睡2次觉太多、睡1次觉又不够的阶段。妈妈爸爸要帮助宝宝顺利度过这个阶段。

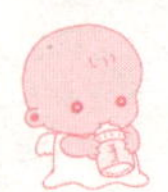

宝宝害怕洗澡怎么办

宝宝还很小的时候，是很喜欢洗澡的，而且一切都会任由妈妈爸爸的摆布。可是当宝宝到了这个阶段，已经有了一定的自主意识，而且开始懂得什么是害怕了，所以有的宝宝就出现害怕洗澡的现象。

宝宝在1～2岁的这个阶段非常害怕洗澡，主要原因是害怕在水中滑倒，害怕肥皂进入眼睛，甚至害怕听到污水流进下水道的声音。

根据这些原因，妈妈要有针对性地给予解决。如果宝宝害怕进浴盆，妈妈也不要强迫宝宝，可以让宝宝先在一个浅盆里试一试，如果宝宝还是害怕，不妨在浴盆里放一个宝宝喜欢的玩具，直至宝宝不再害怕在浴盆中洗澡为止。往浴盆里放水时，可以先放2厘米～5厘米高的水，等宝宝适应之后再适当加入水量。为了避免肥皂进入宝宝的眼睛，妈妈可以用一块不滴水的湿浴巾擦洗宝宝身体，或是干脆给宝宝准备1个护眼罩，此外应注意的是要使用不刺激眼睛的婴儿洗发剂，而不是成人使用的那一种。对于那些害怕放水声音的宝宝，在洗完澡之后应马上把宝宝抱走，然后再排水。

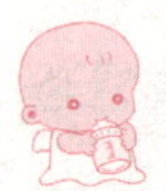

给宝宝买玩具要防隐患

商店里有五颜六色的玩具，家长在选择时，除了考虑能开发智力，有启蒙教育作用外，还要注意安全、卫生与无毒。

1. 要注意安全性

给宝宝选择玩具时，不仅要注意宝宝的年龄及适用性，还要注意是否有隐患。另外还要注意玩具是否光滑，不要有毛刺，以免伤到宝宝的皮肤。

2. 选择易清洗、易消毒的玩具

因为玩具玩久了容易携带病毒和细菌，造成疾病的交叉感染，要经常清洗、消毒，以利于保持玩具的清洁卫生。

3. 要选择无毒玩具

市场上出售的各种塑料玩具，都是用聚氯乙烯塑料制成的。为了保持绚丽多彩的颜色经久不退，往往加入金属镉。聚氯乙烯老化后可分解出对人体有害的氯化氢气体，镉的毒性很强，可侵犯人的神经系统。还有一些木制或铁皮制的玩具，表面上涂有油漆，而油漆中含有铅、砷、苯等有毒物质，如果宝宝经常放在嘴里啃或玩完玩具不洗手吃东西，这样，有毒物质就会慢慢经口摄入体内，引起慢性中毒，从而发生各种疾病。

为了宝宝的健康成长，家长在给宝宝选购玩具时，除根据宝宝不同年龄阶段的发展特点和需要外，一定要注意安全、卫生及无毒，以免造成一些不良反应。

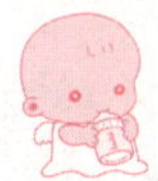

冬季出门不必给宝宝戴口罩

许多家长认为，冬季带宝宝出门给宝宝戴口罩能够御寒防病。其实，这是一种认识上的误区。

如果整天戴着口罩，鼻腔及整个呼吸道的黏膜得不到锻炼，对冷空气的处理功能会被人为削弱，稍微受寒，反而容易感冒。实际上，冷空气经过人体一系列腔道的预热和升温，已接近人体体温，所以没有必要一出门就给孩子戴上口罩。

但在一些特殊场合，比如人群聚集、空气不流通的公共场所，是需要通过戴口罩来阻隔细菌的；宝宝本身患有感冒、肺炎等呼吸道传染疾病，戴口罩可以防止病菌的进一步传播。

戴口罩虽然能预防细菌的侵害，但同时也会增加气流阻力，使“吸气”和“呼气”困难许多，没有发育成熟的宝宝更是如此。因此，不到万不得已的时候，家长还是不要给宝宝戴口罩好。

教宝宝学走路

学会走路，意味着宝宝脱离了完全依赖于父母的时期。每一个孩子在学会走路时，就像一扇大门在他们面前敞开了，他们可以独立地去探寻这神秘的世界。自由行走为宝宝带来了新的人生，学会自己走路的同时，他们的情绪和行为也将发生很大的变化。那么，爸爸妈妈该如何教宝宝学走路呢？

1. 练习抓取玩具

站立是走的前提，将宝宝喜欢的玩具放在与宝宝高度差不多的沙发或茶几上，鼓励他扶着站起来抓取玩具。

2. 放手站立

宝宝最初会因为害怕而不愿意放手站立，这时爸爸妈妈可以递给宝宝一个用单手拿不住的玩具，比如布娃娃或皮球等，让宝宝不知不觉放开双手，独自站立。也可以把玩具放在另一边，逗引宝宝转动身体，独自站立。

3. 扶走训练

让宝宝在可以扶走的环境里活动，比如让他扶着墙面、沙发、茶几、小床、栏杆、学步手推车等移步。爸爸妈妈还可以在宝宝身后，扶住宝宝的胳膊，带动他向前迈步走，然后再慢慢地过渡到握住宝宝的一只胳膊让他自己走，可以配合口令，以调动宝宝的兴趣。注意不能牵拉或提起宝宝的前臂让他行走，这样容易造成宝宝脱臼。

4. 蹲在宝宝的前方

当宝宝扶着会走后，爸爸妈妈可以蹲在宝宝的前方，展开双臂或者用玩具鼓励宝宝过来，先是一两步，再一点点增加距离。等宝宝敢走后，爸爸妈妈可以分别站在两头，让宝宝在中间来回走。

5. 安慰与鼓励

在宝宝学走路时，摔倒是不可避免的，爸爸妈妈不宜过度紧张，过度紧张

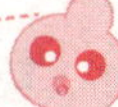

反而会加剧宝宝对学步的恐惧。当宝宝学步跌倒时，爸爸妈妈应给予安慰和鼓励，让宝宝有安全感。

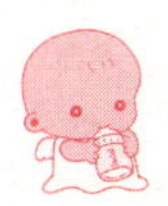

宝宝摔伤后怎么处理

宝宝学步时很难避免摔倒擦伤，在攀爬时，也可能由于不小心而从高处摔下。所以，父母一定要记得在平时应当给宝宝穿上防滑的鞋袜，在地板上放上软垫或地毯，从而减轻宝宝万一不慎跌倒时的伤害，还要在家具，比如茶几、桌子的尖角上加装海绵或防护垫，以防止宝宝撞伤。

可是如果不小心，宝宝摔伤了，父母们应该怎么做呢?

首先，要观察宝宝的头部有无外伤，如果有血应该马上送往医院。如果有肿块，则应先用冰敷至少15分钟。需要注意的是，这种局部撞伤所产生的肿块，千万不要用手揉，否则会越揉越大。

要在48小时之内，仔细观察宝宝有无脑震荡的情况，如果出现了意识不清、哭闹、嗜睡、抽筋及呕吐等情况应马上就医。

如果有伤口，则应当先用肥皂及冷水洗净伤口，检查是否有残留物留在伤口中，去除残留物后要确保伤口干净。如果宝宝摔在路面上，路面的灰尘会嵌入到创伤处，不仅容易造成伤口感染，而且还会在伤口处留下永久的疤痕。所以爸爸妈妈一定要用干净的毛巾或消毒纸巾将伤口处的脏东西擦拭掉，就算宝宝疼得大哭，也不能忽略这个步骤。

还需父母注意的是，一定要使用医院和药店出售的抗菌药膏，因为任何皮肤创伤，即使只是轻微的擦伤，也可能成为细菌和病毒侵入的窗口。

此外，使用纱布或绷带也是不错的方法，但不是必须使用的。一旦涂抹了抗菌药膏，伤口被密封好，大多数情况下会在8小时内就开始愈合。如果伤口比较大，出血快，或伤口所在处经常会和衣服摩擦，这时使用纱布或绷带就是很有必要的。如果要使用创可贴，一定记得每日更换。

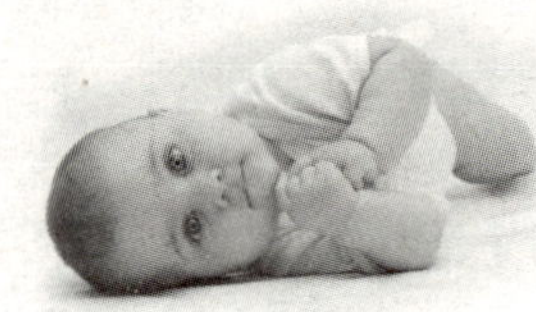

BABY

可能发生的异常情况

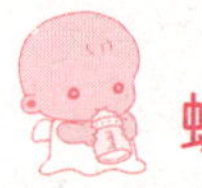

蛲虫病

蛲虫病是宝宝常见的寄生虫病之一。蛲虫为乳白色的小线虫，长约1厘米左右，它寄生在人体小肠下段至直肠。雌雄成虫交配后，雄虫很快死亡而被排出体外，雌虫在夜间爬至宝宝肛门附近产卵。每条雌虫可产卵1万个左右，产卵后大多数死亡，极少数仍爬回直肠。虫卵接触空气6小时后就具有了感染性。人吞食虫卵后就感染蛲虫。

宝宝患蛲虫病后无明显症状，只是雌虫夜间在肛门附近产卵时宝宝感到瘙痒而影响睡眠。如果宝宝每晚定时哭闹不睡，要注意检查肛门处是否有蛲虫。由于瘙痒而抓破皮肤可以造成发炎，少数女孩也可出现尿道炎、阴道炎。

为了预防宝宝感染蛲虫，家长每次帮宝宝换完尿布及上完厕所后就要仔细洗净双手。准备餐点前也要彻底洗手，避免宝宝玩弄他的生殖器。没有包尿布时，别让他去抓肛门附近的部位。如果宝宝已经感染了蛲虫，要尽快带他去看医生。

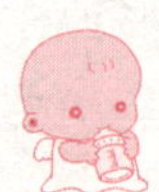

手足口病

手足口病是一种儿童传染病，又名发疹性水疱性口腔炎。近几年不时出现

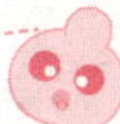

的手足口病疫情，让很多父母都担心不已，偶尔因病致宝宝死亡的消息，更加重了父母们的忧虑。

⊙ 手足口病是怎样传播的

手足口病是由一组肠道病毒引起的，患病宝宝和无症状的病毒携带者是主要传染源。这些人群的唾液、疱疹液、粪便中含有大量的病毒，可以污染手、毛巾、手帕、水杯、牙刷、玩具、餐具、衣物等。宝宝可以通过接触污染水或饮用被污染的水而经口传染。患病宝宝咽部分泌物中含有病毒，可以通过咳嗽、喷嚏、说话等污染周围的空气。如果宝宝接触患儿，可因为吸入被病毒污染的空气而被传染。手足口病从每年的四、五月份开始增多，七、八月份高发，主要侵犯5岁以下的宝宝，尤其是1～3岁的宝宝发病率最高。

⊙ 宝宝患病时的症状表现

患病初期的宝宝，有轻微的流鼻涕、咳嗽、低热等类似感冒的症状。继之，口腔内出小水疱或溃疡。大一些的宝宝会告诉妈妈嘴疼，小宝宝则表现出爱流口水、拒绝吃东西、哭闹。妈妈检查一下宝宝的口腔黏膜可以发现，在舌、两颊部或唇齿侧有粟米样的斑丘疹、水疱或溃疡，周围有红晕。同时，宝宝的手、脚、臀部出现或平或凸的斑丘疹或疱疹。这些皮疹不痛不痒，斑丘疹在5天左右由红变暗，然后消退；疱疹则是豆粒状的，里面有浑浊的液体，痊愈后不留痕迹。

⊙ 患病宝宝的护理

手足口病属于自限性疾病，不需要特殊治疗，只要护理得当，宝宝不出现严重的并发症，一般1周就可痊愈了，但需要隔离两周。手、足、臀部皮疹初期，可涂炉甘石洗剂；疱疹形成或破溃时，可涂0.5%的碘伏。妈妈要注意宝宝的皮肤卫生，防止感染。患病期间宝宝会有不同程度的发热，一般为低热或中度发热，不需要特殊处理，可让宝宝多喝水，别穿盖得太厚，用洗温水浴等方法物理降温。如果宝宝出现高热，用物理降温效果不明显时，可合理选用安全、有效的退热药，如对乙酰氨基酚、布洛芬。宝宝的衣服、被褥要清洁，衣着要舒适、柔软。剪短指甲，防止宝宝抓破皮疹。宝宝的房间要定时开窗通风，保持空气新鲜。

如果宝宝口腔里的水疱溃破了，由于疼痛不肯吃东西，妈妈可将鱼肝油或维生素B_2片剂研成的粉，涂在宝宝口腔内的溃疡处，以减轻疼痛，促使糜烂早日愈合，防止继发感染。除了奶类，宝宝要吃清淡、可口、易消化、柔软的流质或半流质食物，禁食冰冷、辛辣、过咸的刺激性食物。

⊙ 如何预防手足口病

饭前、便后和外出后，妈妈要用肥皂或洗手液给宝贝洗手，不要让宝宝喝生水、吃生冷食物。如果周围有患病宝宝，妈妈不要让宝宝和他接触。在本病流行期间，尽量不带宝宝到人群聚集、空气流通差的公共场所。宝宝使用的奶瓶、奶嘴、水杯、小碗、小勺等，在使用前后都要充分清洗、消毒。居室要经常通风，勤晒衣物、被褥。

由于宝宝皮肤在构造及功能上都未发育完全，要比成人的皮肤脆弱及敏感。因此，在高温多湿的夏日，宝宝应尽量处于凉快的环境，并维持皮肤的清洁，以减少传染性皮肤疾患的发生。

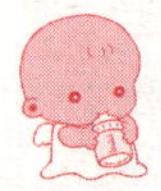

流鼻血

鼻出血是很常见的现象，特别是在气候干燥的冬季，鼻出血的现象更多。宝宝鼻出血时，很多家长往往会感觉很紧张，不知该如何处理。

⊙ 宝宝鼻出血的原因

1. 宝宝患感冒、扁桃体炎、肺炎或腮腺炎等疾病时，会出现高热的症状，此时，鼻黏膜的血管会充血肿胀，甚至造成毛细血管破裂而出现鼻出血。

2. 有些血液病，如血小板减少性紫癜、再生障碍性贫血、血友病、白血病等，鼻出血常常是最早出现的症状。如果宝宝常常不明原因地鼻出血，家长应格外注意，并及早带宝宝就医。

3. 轻微的外伤或宝宝用力挖鼻，会损伤鼻中隔的黏膜，导致鼻出血。

4. 鼻腔局部的炎症，如急慢性鼻炎、鼻窦炎，可使鼻黏膜血管扩张或溃烂，导致鼻出血。

5. 秋冬季，气候比较干燥，鼻黏膜也容易干燥结痂，导致出血。

6. 如果孩子有挑食、偏食的习惯，由于维生素的缺乏也可导致鼻出血。

⊙ 鼻出血时该如何处理

1. 出血量少时的处理

让宝宝先坐下，用拇指和食指紧紧压住宝宝两侧的鼻翼，压向鼻中隔部，一般压迫5～10分钟，出血即可止住。不过需要注意，在用这种方法止血时，应耐心安慰宝宝不要哭闹，并张大嘴呼吸，头不要过分后仰，以免血液流入喉咙中，引起不适。

2. 出血量较多时的处理

如果出血量较多，或用上面的方法不能止住出血，可用脱脂棉或干净的纸巾充填孩子的鼻腔。但注意不要松松填压，因为这样达不到止血的目的。同时，在鼻梁或颈部两侧大血管处放上冷水浸湿的毛巾做冷敷，也可以止血或减少鼻出血。

最后需要注意的是，无论是什么原因引起的鼻出血，即便出血被止住了，也应该带宝宝去看医生，查明原因，防止再次出现鼻出血。

⊙ 宝宝鼻出血时的注意事项

1. 不要让宝宝仰头。因为仰头的时候，前鼻孔流出的血液就会畅通无阻地流向后鼻孔，再经后鼻孔流向口腔，这样，血液不容易凝固成块，难以止血。

2. 不要用手指紧紧捏住两个鼻孔，因这样使血液流到别处。因为鼻孔与口、眼、耳都是相通的，血液可以从这些地方流出，严重者造成“七孔流血”。

3. 不要用纸团、树叶塞鼻腔。此法不但达不到止血目的，反而会刺伤鼻黏膜血管，造成更严重的出血。

4. 不要用布或棉花塞鼻腔，因可能在鼻内留下纤维质，引起再度出血。

⊙ 如何预防宝宝鼻出血

1. 如果宝宝患有鼻炎、鼻窦炎，应及早治疗。

2. 宝宝发热、咳嗽时，应给予正确的降温、止咳等处理。

3. 帮助宝宝改掉抠鼻子的坏习惯。

4. 教育宝宝不要偏食，并给他多吃蔬菜和水果。

5. 让孩子多喝水，如果室内空气干燥，可以使用加湿器来保持房间的湿度，或用棉花棒蘸少量凡士林，在他鼻孔中抹一点，这样有助于滋润该部位。还应经常开窗使房间通风，并注意不要让室温过高。